汉译世界学术名著丛书

实验医学研究导论

〔法〕克洛德·贝尔纳 著

夏康农 管光东 译

郭庆全 校

商务印书馆

2018年·北京

INTRODUCTION
A L'ÉTUDE DE LA
MÉDECINE EXPÉRIMENTALE

PAR

Claude Bernard

4e Edition

PARIS LIBRAIRIE DELAGRAVE 1920

根据巴黎德拉格拉沃出版社 1920 年版译出

汉译世界学术名著丛书
出 版 说 明

我馆历来重视移译世界各国学术名著。从五十年代起,更致力于翻译出版马克思主义诞生以前的古典学术著作,同时适当介绍当代具有定评的各派代表作品。幸赖著译界鼎力襄助,三十年来印行不下三百余种。我们确信只有用人类创造的全部知识财富来丰富自己的头脑,才能够建成现代化的社会主义社会。这些书籍所蕴藏的思想财富和学术价值,为学人所熟知,毋需赘述。这些译本过去以单行本印行,难见系统,汇编为丛书,才能相得益彰,蔚为大观,既便于研读查考,又利于文化积累。为此,我们从1981年至1992年先后分六辑印行了名著二百六十种。现继续编印第七辑,到1997年出版至300种。今后在积累单本著作的基础上仍将陆续以名著版印行。由于采用原纸型,译文未能重新校订,体例也不完全统一,凡是原来译本可用的序跋,都一仍其旧,个别序跋予以订正或删除。读书界完全懂得要用正确的分析态度去研读这些著作,汲取其对我有用的精华,剔除其不合时宜的糟粕,这一点也无需我们多说。希望海内外读书界、著译界给我们批评、建议,帮助我们把这套丛书出好。

商务印书馆编辑部

1994 年 3 月

目　　录

绪　言

"保健和治病"这个问题是医学从它起源时就已提出的，而且迄今仍还在追求科学的解决①。从实用医学现状作估计，解决这个问题还要作长期的探索。然而，经历了几个世纪的发展，不断地增强了作用的医学，在经验论的范畴内已作了无数的尝试，并且从中汲取了很多有用的教训。如果医学曾被各种各样的体系派耕犁过，翻耘过；体系派毕竟由于它们的虚弱性相继销声匿迹了，可是医学仍然有过一些探索，获得过一些概念并积累了一些宝贵的资料，而这些资料在今后科学的医学中具有它们的地位和意义。现在，由于理化科学的飞快发展和强大帮助，生命现象的研究，无论在常态方面或病态方面，都已取得了与日俱增的惊人进展。

很明显，对于一切不抱偏见的人来说，医学向确定的科学道路前进。医学通过本身发展唯一的必然步骤，逐渐地摒弃体系范畴，日益具有分析的形式，从而逐渐地回到实验科学共同研究的方法上来。

为了融会贯通全部医学问题，实验医学应该明了三部分基本

---

①　见"实验病理学教程"（《医学时报》1859—1860）——法兰西学院医学教程第一讲。论"实验医学"（医学报，巴黎，1864 年 4 月 15 日；《科学教程评论》，巴黎 1864 年 12 月 31 日）。

学科:生理学、病理学和治疗学。认识正常的生命现象的原因,这就是"生理学",它使我们明了"维持生命和健康"的正常条件。认识疾病和确诊病因,这就是"病理学",病理学一方面指引我们预见病态条件的发展,另一方面指引我们了解用药物与疾病作斗争的效果,这就是"治病"。

医学经验论统治期间,无疑这样的时期还要延长很久,那时,生理学、病理学和治疗学是可以分头并进的。因为,过去这几门学问彼此都还没有成立,它们在医学实践中相互都不给予支持。但是在科学医学的设想中,情况只能是这样,科学的医学基础必定是生理学,科学只有通过比较的道路才能建立起来:要认识病态或异常,若没有,常态的认识不可能获得;同样,有毒物质或药物对机体的治疗作用,如果没有对维持生命现象的正常因素的生理作用作过预先研究,也是不可能科学地了解的。

但是,科学的医学和其它科学一样,只有通过实验的道路,也就是说,将推理直接和严格地应用于观察和实验为我们提供的事实上才能建立。实验方法从本身看,只是"推理",没有别的。我们借助推理,我们的观念才会有条理地服从于"事实"的检验。

在各种科学里,无论是从事生物研究或是无机物研究,推理方法总是一样的。但是在每种科学里,现象变化的不同和表现其特有的一定复杂性和某些研究的困难,使得实验的原理,正如我们以后就要看到的那样,应用到医学和生物现象上,比之将它们应用到物理学和无机物现象上,有无可比拟的困难。

在对精确的概念和确定的事实进行推理时,推理总是正确的,当推理依据的概念或事实一开始就有错误或不正确时,那它只能推导出错误。因此"实验"或获得严格的确定的实验的技巧是实践的基础,并且可以说是实验方法在医学上的运用部分。如想要建立生物学,如想要有成效地研究生物身上表现的如此复杂的生理状态、病理状态的现象,首先必须提出实验原理,然后将原理用于生理学、病理学和治疗学。毋庸置疑,医学实验比任何其它科学都要困难,然而,正因如此,实验对医学来说永远比其它科学更必要,更不可缺少。一门科学越是复杂,就越是重要,事实上,由此可建立起良好的实验批判,以获得可比较的事实,同时免除出错的原因。据我看,今天最重要的事是医学的进步。

名副其实的实验者应该既是理论家又是实践家。如果他要完全掌握确立的实验事实,即科学材料的技巧,他应该清楚地了解科学原理,原理指导我们在如此多变的自然现象的实验研究中进行推理。把头脑和手分开是不可能的:一双灵巧的手缺少头脑指挥,只是一种盲目的工具;丧失了执行的手,头脑也就没有威力。

"实验医学"的原理在本书将发展成三种观点:即生理学、病理学和治疗学。但是在进入总论和专门描述本书各节专有的使用方法之前,我认为在导论中提出几点有关理论或哲学方法方面的论述是有用的,但本书实际上只是方法上的实践部分。

我们在这里将阐述的观念肯定没有什么新的东西;实验方法和实验引入理化科学已很久了,因而使这些科学享有它们的全部光芒。各个时代的杰出人物都已论述过科学的方法问题。今天旭弗欧在他的全部著作中对实验科学的哲学作了十分重要的论述,因此,步他们后尘,我们不会有任何哲学上的奢望。我们的唯一目的始终是使人们深入理解实验方法的著名原理在医学上的应用所作出的贡献,所以,我们在此简述原理,并特别指出在应用这些原理时最好要谨慎小心,因为生命现象特别复杂。首先,在运用实验的推理时,其次,在实验的实践时,我们将预料到这些困难。

第 一 篇

论实验的推理

第一章 论观察与实验

环绕在人类周围的纷纭现象中,人类能观察到的现象很有限,绝大部分的现象超出了人的感官能及的范围,单纯靠肉眼观察不够用。人类为了扩大知识领域,必须借助特殊的器械,加强感官的能力,同时还要装备各种工具,便于理解物体的内部,对物体加以剖析,研究它们隐藏的部分。可见调查或研究的方法有简单和复杂之分,而人类研究的过程亦有相应的差别:对于简单的物体只需感官就够用了;对于复杂的物体或现象则必须使用多种方法才有观察的可能,否则将永远陷于不可知的境域,因为它们在原来的自然状况之下,超出我们感官力所能及的范围。所以,为了发现和证实我们周围多少程度不同地隐藏的现象,我们有时使用简单的,有时使用性能好的设备来研究。

但是,人类并不仅以观察就感满足,他要思想并要求了解"观察"向他显示的存在现象的意义。为此,他要对事实进行推理、比较和查考,并从中得出答案,对它们逐个加以检验。就是这种运用推理和事实的方法来进行检验,确切地说成了"实验",这是教导我们了解外界纷纭事物的性质要掌握的唯一方法。

就哲学的意义说,观察向我们"证明",而实验却"教育"了我们。这第一点区别,就是我们用来讨论哲学家与医学家曾经给"观察"与"实验"两词下的定义的出发点。

第一节　观察与实验的各种定义

学者们似乎混淆了观察与实验的意义。如培根就把这两件事混为一谈,他说:"观察与实验是为了收集材料,归纳与演绎是为了对材料进行加工:这就是唯一的最好的智慧的法宝。"

生理学家和医学家,以及大多数的科学家,曾经划分了观察与实验的区别,可是他们对这两个词的定义却不完全同意。

契美尔曼[①]的说法如下:"观察与实验的区别在于观察向我们提供的知识似乎是自己呈现出来的;而实验向我们提供的知识则是为了知道事实是否如此而进行某种试探的果实。"

这样的定义,代表着相当普遍地采纳的意见。依据这种意见,观察似乎是对于自然界依其固有面目给我们的呈现事物或现象的认识,而实验所认识的则是实验者创造的或决定的现象。因此,观察者与实验者之间存在着一种对立的情况:前者对于现象的产生处于"消极的"地位,而后者则相反取得了直接的和"积极的"地位。居维埃也发表过与此相同的意见。他说:"观察者听取自然的报告;实验者则查考自然,逼迫他自露真相。"

从大体上乍一看去,像这种以观察者的消极性与实验者的积极性为两者的区别,似乎意义很清楚,而且也易于分辨。但是,一

---

① 契美尔曼(Zimmermann),《论医学上的实验》。巴黎,1774 年,第 1 卷,第 54 页。

旦到了实际从事实验工作时,我们会觉察出在许多情形下,分清这种区别不仅非常困难,甚至常常还会引起含混不清。依我的意见,这是由于人们混淆了两种不同的研究技巧,即搜求事实的技巧和推理的技巧的结果,后者在于安排事实于一种逻辑的范畴内,以寻求真理。然而,无论是观察或者是实验,研究中都需要同时有精神的和感官的活动。

事实上,我们如果承认"观察"的特征只在于研究者单纯注意自然界,不用人干涉,自发产生的现象,那么我们不可能发现,在观察时,精神状况和手一样,永远不参加活动。结果我们势必要承认有两种观察:其一是"消极的",而另一是"积极的"。例如我假设一件常有的事:某处突然发生了一种传染病,供医生观察。这可算是自发的或者"消极的"观察,医生只是偶然遇到,毫无预计的想法参与其间。可是,在观察了第一批地方的病症以后,这个医生想到这种病症的产生可以与某种特殊的气候或者卫生条件有关,于是他就巡视旁的有同样病症产生的地方,看这种病是否在同样条件下发生。这第二次的观察,是医生蓄意考察这种病的性质与产生的原因,显然应当算是诱因的或"积极的"观察。同样,一个天文学家观察天象,从他的望远镜里发现了一颗偶然穿过的行星;我们说他作了一次意外的或"消极的"观察,因为他事先并没有料到。可是,在他发现了这一颗行星的扰乱以后,这位天文学家就再作进一步的观察,推求这扰乱的原因,于是,我说这位天文学家作了一次"积极的"观察,也就是说,由于事先要求了解扰乱的原因而引起的观察。像这样的例子我们可以无穷地列举出来。为了说明观察呈现在我们眼前的自然现象时,我们的精神状况有时是消极的,有时是积极的。换言之,这意味着有时出于偶然,毫无预想,而有时则是一种蓄意的行动,也就是说,其目的在于证实某种观点的正确性。

从另一方面看,如像前面所说,假使我们承认"实验"的特征只在于研究者所探求的现象是他用人工方法所产生而非自然界本来所呈现的话,那么我们再也不可能发现实验者的手一定得永远积极地参加活动才能产生这种现象。事实上,我们已经看到在某种情况下,自然界本身的活动产生某些偶然事故,而按照人手参加活动的观点,我们势必要辨认"积极的"和"消极的"两种实验。我假设有一位生理学家愿意研究消化作用,想知道一头活动物胃里的消化过程。他于是依照众所周知的手术规则,割开动物的腹壁,直穿胃壁,并作成人们所称的胃瘘。这位生理学家一定以为他作了一个实验,因为他积极地参加了活动,才使一些他本来见不到的现象表现出来。但是,我现在要问,鲍蒙医生,当他遇到一位加拿大青年士兵来就医,他正面中弹的伤口就在腹部上段偏左侧,在焦痂脱落后,他保留了一段胃瘘,从这伤口处能看出胃里消化的情形,那么这位医生是否算作一次实验?几年间,鲍蒙医生以这个病人为例,亲自研究了胃的消化现象,并以此为题,向我们公布在有关杂志上[1],使我们知道了此事。在前一个例子里,生理学家积极活动,依照他的预定计划来研究胃的消化现象,他作了一种"积极的"实验,而在后一个例子里,一件偶然的事故,造成了胃瘘,它是偶然出现在鲍蒙医生面前的。依照我们的定义,应当说这位医生作了一种"消极的"实验。因此,这样的举例可以证明,在观察"实验"所

[1]　鲍蒙(W. Beaumont),《实验和观察:论胃液和生理消化》。波士顿,1834 年。

得的现象时,既然这些现象如同我们看到那样,常以某些偶然的或消极的观察形式表现出来,那就不必总是要有实验者的手来参加活动。

但是,有些生理学家与医学家描绘观察与实验两词的特征稍有不同。他们说:"观察"包括一切正常的、规律的和看到的现象。研究者亲自动手或假他人的手,或由于偶然事故引起现象的出现,这无关紧要;只要他考虑不改变现象的正常状况,他所作的工作都算是观察。如像上面所举的胃瘘的两例,依据这种说法,都是观察,因为在两例中,看到的都是符合正常的消化现象。胃瘘只不过使我们看得更清楚,使我们在更好的条件下观察。

"实验"却相反,依照这一派生理学家的看法,意味着研究者"有意地"想改变或扰乱正常现象的条件。这样的定义事实上符合生理学家中所作的大多数实验,不妨称它为"毁坏性的试验"。这种实验方式可以追溯到盖伦,是最简单的,并且这种实验方法应呈现在解剖学家的思想中,因为他们想在活人身上了解他们进行尸体解剖后各个解体器官的功用。为此,人们割断或切除活人的某个器官,然后根据在全身或在特殊功能中产生的扰乱,推断割除器官的功用。以分析为基础的这种实验方法,现在仍为生理学界所采用。例如,解剖学告诉我们,分布在面颜上有两股主要神经:一为面颜神经,另一为三叉神经。为了解这两股神经的功用,我们先后割断它们。结果是,割断了面颜神经,引起了面颜部位运动性消失,而割断了三叉神经,则引起了面颜部位感觉性消失。于是我们就下结论说:面颜神经是面颜部位的运动神经,而三叉神经是面颜部位的感觉神经。

我们在前面说过,通过胃瘘研究消化作用的一例,依照我们下的定义,应只能算作一种观察。可是,如果在做好了胃瘘以后,我们刚割断胃脏的各股神经,用意在了解这种手术在消化功能上所引起的变化,那么,依照同样的看法,这才算是作了一种实验,因为我们要求从割除某一种器官所产生的扰乱而了解其原有功用。换一种方式扼要地说,实验所要求了解的,是两种事实的比较的判断:其一是"正常的",而另一是"反常的"。

像这样的实验定义,必须要假设实验者一定要触动人体,在人体上作一个手术,或者是毁坏了它,或者是变更了它的原有状况,这样才能认识它在自然现象中所起的作用。据此,甚至可以说,"观察的科学"与"实验的科学"的仅有区别,只在于研究的对象是否允许我们动手术的可能性这一点上,稍后我们会谈到。

但是,如果我们刚才下的实验定义与我们最早下的定义的区别在于:它承认只有我们改变现象或对想认识的现象加以剖析时,才能算作实验,那么,它们两者仍然有一点相同,那就是总要假设实验者作一种有意的活动以产生现象的扰乱。可是,实验者的有意的活动,经常可以被一种偶然事故来代替;这是很明显的。这里,我们按最早的定义,还可以把现象的扰乱区别为"有意的"、"自发的"和"无意的"。试再举生理学家为了要了解面颜神经的功用而割除了它的一例,我不妨假设常发生的一些事,一颗枪弹,一击刀伤,或者是岩状骨区域的溃烂,恰好割断了或者毁坏了面颜神经;其结果均足以突然引起面颜部位运动的麻痹,也就是说正是生理学家有意造成的扰乱。

同样大量病理的损伤都可以成为提供给医生与生理学家利用

的真正实验,而无须他们对引起发病的这些损伤作出任何的预想。我在这里先提出这个观念,因为它有助于我们以后证明:医学上确有无须医生动手术就可获得的许多真正的实验。①

现在我提出一点意见作为本段文字的小结。如果有人认为实验的特征在于变更或引起现象的扰乱,这只是意味着要将这种扰乱与正常状况进行比较。实验其实只是一种判断,它必然要求两种事实的比较;所谓积极的、有意的实验,正是精神活动想作的一种比较。即使扰乱的产生是出于偶然事故或其他方式,实验者的精神活动仍然注意这两种事实的比较。既然如此,那么我们不必把拿来比较的某一种事实当作一种扰乱,何况自然界本来没有任何扰乱或反常的现象:一切都是按照绝对的自然规律进行,换句话说,永远是正常的和决定的。尽管结果随现象表现的条件而变化,但规律不变。生理状况和病理状况都受同样的力所支配,它们只有在生命规律表现时的各种特殊条件下才有所区别。

第二节　依据观察获得经验和作观察 与作实验不是一回事

我对于前一节里列举的各种定义所加的一般指责,是这些定义给观察与实验两词的意义过于狭隘,只注意到研究的技术问题,而没考虑两词原来代表着实验推理的两个方面。因此,我们认为

---

① 拉勒芒(Lallemand),"目的在于澄清生理学上若干问题的病理学的建议"。论文。巴黎,1818 年第二版,1824 年。

这类定义缺乏明确性与普遍性。如果要使定义具有它的全部用途与价值,我以为应当这样区别:观察是一种用于搜集事实的研究方法,而实验则是一种获得知识的手段,它应用事实并使事实成为实验方法的依据和标准。

在法语里,"expérience"一词,一般抽象的说法是当作从实际生活里领会获得的"经验"解释。例如说某医生是一个有经验的医生,意思就是说,他从他的医学经历上获得了许多知识。同样的意思也可以通用于其他的职业,日常所说的,某人对某事获得了经验,他有经验,正是指的这样的意思。进一步在扩大的而且具体的意思上说 expérience 一词,也指对事物动手"实验"所获得的事实而言。

观察(observation)一词,一般抽象的说法,意思是用适当的调查和研究的方法对事实进行正确的察看。在引申的说法和具体的意思上,观察一词指的是已经察看到的事实,例如我们说医学的观察、天文的观察等,就指的是这种意思。

如果我们用具体的说法,说到"作一种实验"或者"进行一种观察",这意思是说,我们正从事于一种调查,一种研究,一种试验,一种验证,其目的在于依据智慧的推理而获得对事实的认识或知识。

如果我们用抽象的说法,说到"根据观察"与"获得验证",这意思是说,"观察"是推理的依据,"经验"则是结论的出发点,或者更确切地说,是正确的推理用于解释事实的结果。所以,只要我们对于确定的事实进行合理的推理,我们无须作"实验",却能获得"经验";同理,如果我们只限于对事实的观察,尽管我们能进行实验和观察,却不能获得"经验"。

因此，观察是事实的"显示"，而实验是事实给我们的"教导"，而且也是从事实中获得的"教导"。但是，既然这种知识只能由一种比较、一种判断而得，换句话说，只能由推理而得，由此可知，只有人才能获得经验，并且由于人掌握经验而臻于完善。

诗人歌德说过："经验时刻纠正人类"。这正因为人能在他观察的事实上作正确的实验的推理，否则，他就无从自己纠正了。丧失了理智的人，如神经病患者，不能由经验而获得教导，也不能作实验的推理。所以经验是理智的特权。正如哲学家拉罗弥吉埃所说："唯有人类才能验证、能驾驭思想；也唯有人类才能纠正、能磨砺、能改进、能完善思想、能日日自新、能自求多福，总之，唯有人类才具有这种艺术，一种最高的艺术：其他一切可夸的技巧同它比起来，无非只是它的工具和产品。这就是理智、就是推理。①"

我们在实验医学上应用的"实验"一词，指的是前面所说的本词的普通意思。科学家每日从他的经验里获得教导，由此他不断地纠正他的科学观念，他的理论，使之与日益增加的事实相调和，并日益接近真理。

我们对于周围环绕的事物可以由以下两种方式获得教导：即经验式的与实践式的。首先有一种无意识的经验式的知识或经验，是从每种事物的实践中得来，但这种认识的获得并不缺乏一种朦胧的实验推理，不过这种推理人们做了而没有体会到，并且根据这种推理与事实相印证而下一种判断。所以经验可以由经验的、

---

① 拉罗弥古埃（Laromiguière），《关于一致性的讨论；论文集》，第 1 卷，第 329 页。

无意识的推理得到。但是这种意识模糊的而且自发的进展方式，在科学家明确的推理方法建立之后，进展的速度就比较快，而且从无意识的方式通向确定的目标。这样才是科学上的实验方法，据此经验总是根据精确的推理得来，这种推理建立在由观察产生并由经验检验的一种观念之上。事实上，实验的全部认识包含有三个阶段：作了观察、树立了比较观念和论证了判断。因此，所谓实验的方法不是别的，正是对我们周围的事物下一个"判断"，借助另一个能检验该判断并能得出"经验"的事实作为"标准"。就这样广义而言，实验是人类认识的唯一源泉，思想本身只是对事物必然关系的感觉，而它只能通过实验认识这种关系的形式。

　　因此，实验方法中应注意的有两件事：（一）用严密的研究方法取得正确事实的技巧；（二）为了提取现象规律的认识，用实验的推理方法运用这些事实的技巧。我们在前几节里曾经说过，实验的推理永远必然地同时使用于两种事实，一个作为出发点，就是"观察"；另一个作为结论或检验，就是"实验"。归根结蒂，无非只就逻辑的抽象性说明而已，而在推理上说，只能从两种事实所占的位置来区别，观察事实和实验事实。

　　除了实验推理以外，观察和实验两词就不再有前面所述的抽象意思。原来两词同样都是运用严密而正确的研究方法来获得具体的事实。我们以后还要讨论到，研究者本身应分为"观察者"与"实验者"，不应当依据在现象产生中他的态度是消极的或积极的来分，而是应当看他是否对现象产生参加活动，使自己成为现象的主宰。

第三节　论研究者与科学研究

科学研究的技巧是一切实验科学的试金石。如果推理基础所依据的事实建立不准或有错误，那么一切都站不住脚或全成为错误。因此，科学理论中的错误，经常是由于事实的错误而来。

实验研究的技巧被当作研究来看，只存在研究者用最适当的方法，尽可能严密验证的和揭示的事实。这里我们无须从使用的研究方法的性质上来区分观察者与实验者。我在前一节文字里已经指明，依据研究的积极性与消极性所下的定义与区分是站不住脚的。事实上，观察者与实验者都是研究者，他们都竭尽全力以求得验证事实。为此，他们根据研究现象的复杂性，使用复杂程度不同的手段。他们彼此都需要一样的手和脑的活动，一样的技巧，一样的发明才智，以创造和改进各种研究设备或仪器，这些是他们大部分人都共同需要的。每一门科学可以说都有它特殊的研究范围，因此都有它特殊的研究工具与方法。这是很容易理解的，因为各门科学都依各自研究的问题性质和研究的现象的不同来区别。医学研究是一切科学中最复杂的一门，它一方面包含它所特有的解剖学的、生理学的、病理学的、治疗学的各不相同的研究方法，另一方面，它又借助于物理学的与化学的大量研究方法，作为它有力的辅助手段。一切实验科学的进步都以它的研究方法的改进程度来衡量。实验医学的前途寄托在对常态的与病态的生命现象的研究时有成效地使用研究方法的创造上。我在这里无须说出医学实验研究方法的必要性，也无须列举各种方法的困难。我只须说明我毕生的科学研究都贡献于这巨大的事业,当代的科学界与我共同享有理解和开创此项事业的荣誉和功勋,并希望后代人继续发展和巩固这项事业。我的两卷关于《实验医学的原理》的著作,是专门论述生理学的、病理学的与治疗学的实验研究的方法的,自然不可能面面俱到地研究医学各个方面,所以我特别关心动物活体解剖方法的整理。这个题目已是够广泛的了,这一方面的生物研究,无疑是最细致的与最困难的,但我认为这种研究对实验医学的进步有最直接的用途,是最富于成效的。

在科学的研究上,极细小的方法的改进,都有极大的重要性。一种实验动物的适当选择,一种仪器的适当创制,一种反应剂的适当改用,常常就足以解决一些带普遍性的最高级的问题。每当一种实验分析可靠的新的方法出现时,常常会看见这方法用在促进科学进步的问题上。反之,如果采用了不好的或者不完善的研究方法,则可使人们陷入极严重的错误,阻止科学的进步,并将科学引入歧途。总之,最伟大的科学真理有其根苗,它存在于实验研究的各种条件构成的土壤里面,真理就在其中发育成长。

只有曾经在实验室里生活与培养过的人,才能够充分感觉到这些实验研究方法的细节的重要性;而这些却常常被那些自命为爱好普及者的假科学家所不了解与轻视。可是如果不是在那跳跃着生命的或者令人厌恶的场合里,如实验室,解剖室以及医院里,亲自动过手去实验的人,永远也不能得到关于生命现象的真正丰富而光辉的普遍的了解。有人说过,真正的科学好比一块奇花异草芬芳馥郁的高原,我们想到达那里,必须攀登荆棘遍途的陡坡,而且两条腿还要被刺得皮破血流。如果允许我述说我的关于生命科学的感想,我将比拟一间光辉灿烂的厅堂:我们想到达那里,必须走过一间狭长而龌龊的厨房。

第四节　观察者与实验者;观察的科学与实验的科学

我们刚才讲过,从研究技术的观点来看,观察与实验都只应该看作是研究者所揭示的"事实",我们又说过,研究的方法不分观察者与实验者。那么,人们可以发问,究竟观察者与实验者的区别在什么地方呢? 我的答案如下:所谓的"观察者",是那些应用简单的或复杂的研究方法,依着自然赋予的现象的本来面目加以搜集的研究者。所谓的"实验者",是那些应用简单的或复杂的研究方法,为了某种目的,变更自然现象,使自然本来并不显露的条件下或情况下的现象显示出来的研究者,在这个意义上说,"观察"是研究自然现象;而"实验"则是研究由研究者变更了的现象。像这样的区别,似乎完全是外来的,只是字面上的定义,可是,我们在下面就可以看出,这正是必须理解观察的科学与实验的科学之间的重要区别的唯一意义。

我们在前面的一段文字里曾经说过,从实验的推理观点看,"观察"与"实验"两词的抽象意义是:前者为单纯的事实察看,而后者则是用事实检验思想。但是,仅仅从这样抽象的意义来了解"观察",我们也许不可能从中得出一种观察的科学来。简单地察看事实,永远不可能构成一种科学。我们尽管不断地多作观察,结果只能算看见了许多事实而已,不可能知道得更深。如要使自己获得知识，必须就观察所得的事实加以推理，加以比较，并取另一部分当检验用的事实来判断某种事实。所以，一种观察可以检验另一种观察。这样，"观察科学"只是由种种观察而完成的一种科学，也就是说对自然观察的事实加以推理的一种科学，我们在前面已经阐明。"实验的科学"则是用实验才能完成的一种科学，也就是说，在这种科学中人们根据实验者自己创造的和决定的条件所获得的实验事实来加以推理。

有的科学，例如天文学对我们来讲，永远只能是一种观察的科学，因为它所研究的现象，超出我们活动的范围；但是地球的科学，则可以同时是观察的，又是实验的科学。更进一步也可以说，所有这后一类的科学，开始都是纯观察性的科学，只有在深入到现象分析时才变为实验性的科学，因为观察者设想某些研究方法，深入研究事物的内部，并变更现象产生的条件，于是他们就逐渐变为实验者。因此"实验"就是实验者特有的研究方法的实施。

现在我们就要论到"实验的推理"了，这是对于观察的科学与实验的科学都绝对相同的内容。两者都需要依据两种事实才能比较，才能判断，一种事实作为比较判断出发点，另一事实作为推理的结论。只是在观察的科学里，两种事实总是由观察得来；而在实验的科学里，则视情况和根据我们对实验分析深入研究的程度，两种事实只能由实验得来，或同时由观察和实验得来。一个医生观察某种病症发生的各种情况，他推断这些情况的影响，他从中得出通过其他的观察而检验出的结果。这位医生尽管没做实验，却作了实验的推理。可是，假如他想进一步探求疾病的内在机制，了解隐藏的现象的话，那么，他将成为实验者，不过他的推理仍旧一样。

一位动物学家观察某种事物生活的各种条件,他从这些观察得出由其他的观察检验和核实的某些结论:这位动物学家运用了"实验的方法",尽管他并没有作过真正的实验。但是,假使他要观察胃脏内消化的现象,他就必须设计或简或繁的实验方法,才能见到原来看不出的腔脏的内容;可是他的实验推理仍然相同。莱渥穆和斯巴朗扎尼最初研究自然历史观察或消化生理实验同样采用了这种实验方法。帕斯加尔在巴黎近郊圣乐克塔下作了气压观察以后,又移到塔顶上作了另一次观察,我们都承认他是作了实验,然而这只是两次关于空气压力的观察,是为了证明气压应随高度而变异的预想而进行的。反之,珍纳①戴着一架望远镜观察树上杜鹃的生活,为了不惊动它,他作的是一次简单的观察,因为他并不把这次观察与其他的观察作比较,以求得出某种判断的结论。同样,一个天文学家先作一些观察,然后推理,得出一组概念,他通过在特定条件下为这一目的所作的一些观察来检验这些概念。这样,这位天文学家的推理正如实验科学家一样,因为获得的经验,都含有用一种观念将两种事实联系到思想中去加以判断和比较的成分。

但是,正如我们已经说过,必须把天文学家与研究地球科学的学者加以区别:天文学家只限于观察,因为他不能到天空中去对天体作实验。正由于研究者具有研究自然现象的能力,才有所谓"观察的科学"与"实验的科学"的区别。

① 珍纳(Jenner),"论杜鹃的天然史"(《哲学汇编》),1788 年,第 14 章,第 432 页。

拉普拉斯[①]认为天文学是一种观察的科学,因为我们只能观察行星的运动,确实不能到达行星,以改变它们的运行和对它们做实验。"在地球上,"他说,"我们用实验的方法变更现象,对于天空我们只能谨慎地确定天体运动显示给我们的一切现象。"现今某些医学家也认为医学是一种观察的科学,因为他们错误地假定实验不适用于医学。

归根结蒂,一切科学推理的方式都相同,都具有相同的目的。它们都想要认识自然现象的规律,为了能预见、改变和控制这些现象。不过,天文学家能预测天体的运动,从而提出大量实用的概念,但是他却不能像物理学家与化学家研究他们各自本门科学那样通过实验来改变天空的现象。

所以,从哲学方法的观点来看,如果观察的科学与实验的科学之间并无重要的区别的话,那么,从人类实际收获的观点与他们利用手段达到相对的能力来看,两者的区别又非常明显。对于观察的科学,研究者观察并作实验性的推理,但是"他并不作实验",在这一意义上,我们可以说观察的科学是"消极性的科学"。对于实验的科学,研究者观察,但是他还进一步动手探索研究的对象,分析其性质,按照自己的要求促成现象的产生,这些现象的产生固然永远按照自然规律进行,可是自然时常还不具备实现现象的条件。借助"积极性的实验科学",人类成为现象的创造者,成为真正的造物主,在这种关系上说,随着实验科学的未来进展,人在自然中获得的能力可以无限发展。

---

① 　拉普拉斯(Laplace),《世界之体系》,第 2 章。

现在剩下一个问题需要了解，医学是否应当是一门观察的科学，或者应当成为一门实验的科学？自然，医学的初步研究，必须从临床的简单观察开始。其次，由于一具有生命的机体，自身就是一组很和谐的单位，是大世界（宏观宇宙）里的一个小世界（微观宇宙），因此人们以往认为生命是不可分离的整体，人们应当只限于"观察"健康的与病理的人体向我们显示的全部现象，并且满足于对观察所得的事实加以推理。但是，如果我们承认必须受这种说法的约束，并且从原理上提出医学只是一种消极性的观察的科学，那么医生将如天文学家不能碰触行星一样不能碰触人体。从此正常解剖学或病理解剖学，应用于生理学、病理学、治疗学上的活体解剖等科学都成了徒劳无用的了。如此设想的医学势必只可希望得到某种程度的治疗与卫生的处方而已。但是，这就否定了积极性的医学，也就是说否定了真正科学的治疗学。

这里不是研究像"实验的医学"这样重要的定义的场所。我保留在其他著作里有必要全面详尽地论述这个问题的权利。这里我只发表我的扼要的意见：我认为医学必须成为一门实验和进步的科学，也正由于这一点信念，我才着笔写这一部著作，为了尽我的一份力量推动这门科学的医学或者说实验的医学的发展。

第五节　　实验实际上只是促成的观察

尽管我们刚才指出了所谓观察的科学与所谓实验的科学之间重要的区别，可是观察者与实验者，在他们的研究中共同的和直接的目的是：尽可能严格地确定和察看事实或现象，并且都借助最适当的手段,毫无不同之点,他们进行研究仍如进行两种普通的观察一样,事实上两者都是察看事实。唯一的区别在于:实验者所要察看的事实不是自然地在他面前显示,而是他使事实表现出来:也就是说,根据一种特殊的推理,按确定的目的促成事实。因此,我们可以说:事实上实验就是一种具有某种目的而促成的观察。就实验方法说,事实的研究即调查永远伴随着推理,因此,通常实验者作一种实验,总是为了检验或证明某一种实验观念的价值。因此,我们又可以说:在这种情况下,实验是一种以检验为目的而促成的观察。

然而,在这里值得提起的是,为了补充说明我们下的定义,并将它用于观察科学,这就是:为了检验一种观念正确与否,倒不一定总是需要实验者亲自动手去作实验或进行观察。当人们必须促成的观察在自然界中并没全部准备就绪时,他只好求助于实验。但是,如果某一种观察业已实现,或由于自然,或出于偶然,或者借另一个研究者之手完成,那么,他就可以直接引用现成的观察,用来检验他的实验观念。简而言之,在这种情况下,实验只是一种以检验观念为目的而“引用的”观察。由此可见,要完成实验推理,大致必须先有一种观念,然后再促成或引用事实,也就是用来检验这种预见的观察。

我们以后还要研究实验要有预见的重要性,现在提出来说的是:实验所要求证明的观念,可以随研究对象的性质,以及从事实验的科学的完善状态而明确其程度。事实上,实验的指导思想必须包含有关研究对象所有已经研究明白了的一切知识,以便更可靠地指导研究工作,解决新的问题,推进本门科学的进步。如像物理学与化学这种比较成熟的科学,实验观念之兴起,恰如主导理论的一种逻辑结果之演绎,实验观念服从实验的检验意思极其明确。可是像医学这样比较幼稚的科学,存在一些复杂而晦涩,还未经人研究过的问题,从这样广泛的研究对象中永远也产生不出明确的实验观念来,那么,又该怎么办呢? 是否应当调头不管,或者静待观察将比较明确的观念自己送到我们眼前来呢? 这种静待往往是守株待兔式的空等,我以为总是从事实验为好。不过,在这种情况下,我们的研究只能根据某种直觉,按预见的可能性进行,如果研究的题目完全茫无头绪,从未经人探讨过,生理学家不应惧怕动手,为了试验甚至会发生一些意外,比喻一句俗语,他不妨浑水摸鱼。这话也就是说,在他实验产生的生理机能扰乱中,他可以希望看见某种预料不到的现象出现,以引起新的观念指导他的研究方向。像这种探索式的实验,常见于心理学、病理学与治疗学,因为这些科学复杂和落后,所以这种试验可以称之为"试试看的实验",因为它的目的是产生某种事先意料不到的,事先没确定的初次观察,但是这种观察一旦出现,就可以启发一种实验的观念,开辟一条新的研究途径。

既然如此,在有的情况下,实验不必要有某种观念等待证明。但是,就在这种情况下,实验工作也仍然在于促成一种观察,不过它所促成的观察目的在于找到一种观念,而这种观念就向他指出以后应遵循的研究途径。这样,我们又可以说,实验是一种"以产生观念为目的而促成的观察。"

归结起来说,研究者既追求,也下结论,这就包含着观察者与实验者。他一方面追求新观念的发现,同时又追求新的事实,从中得出一种结论,或者做检验其他观念的一种特有的实验。

从一般和抽象的意义上讲,"实验者"就是在某种确定条件之下促成或引用观察的事实以求得到他所希望的教导,即有经验的人。"观察者",则是从观察得到事实,并采用适当方法以判断这些事实是否确定成立与确实认清的人。否则,根据这些事实而下的结论就缺乏坚实的基础。所以,实验者必须同时又是高明的观察者,就实验方法说,观察与实验永远并列前进。

第六节　在实验推理上,实验者 与观察者分不开

凡是想了解实验方法全部原理的学者,应当完成两种条件,并具备两种精神特性,这是达到他的目的和发现真理必不可少的。首先学者必须具有一种听从事实检验的观念,但是同时他必须深信那些作为出发点的或检验他的观念的事实是正确的,而且完全可靠,所以他本人必须既是观察者,又是实验者。

我们已经说过,"观察者"只是单纯察看在他眼前出现的现象。除了防止观察上的错误,即足以使他观察不全面或者错误地确定一种现象以外,他别无它顾。为了达到这种目的,他运用各种仪器以求观察全面周密。观察者应当是现象的摄影师,他的观察应当如实反映自然。他应当毫无成见地进行观察;观察者的精神应当处于消极地位,也就是说他应当沉默不语,他听取自然,依据自然界的叙述而听写。

但是,一旦事实已经认清,现象已经正确观察,一种观念随即

产生，推理活动方才开始，于是解释现象的实验者应运而生。

正如我们已经知道的那样，"实验者"是一种根据已观察到的现象，或多或少作事先解释的人，他进行实验是为了按他预料的逻辑顺序，从实验中提供一个用于检验假没或预见的结果。为此，实验者思考、试验、摸索、比较和综合，以求找到最合适的实验条件，达到他为自己确定的目的，必须要有预见地进行实验。实验者的精神应当是积极的，也就是说，他应当盘问自然，并且按照事实启发后的各种假设向自然提出各方面的问题。

但是，一旦实验的条件已经依照预定观念或思想上的预见确立并实现了以后，如我们已经说过的，这结果就成为一种"促成的或预见的观察。"由此产生由实验者决定的现象，可是首先应当察看，以便以后了解怎样检验，才能从中相对地提出产生现象的实验观念。

然而，一旦实验的结果显露出来，实验者就面对着一种真正的由他促成的观察，并且应当像对待所有的观察一样察看，而不加任何成见。因此，这时候实验者应当消失，或者说，他应当立刻改作观察者。只有在他察看了像普通的观察一样的实验结果以后，他的精神才开始推理，比较和判断，看他的实验假设是否由这些同样的结果证实或否定。如果继续前面所说的比喻，我可以说，实验者向自然提出问题，可是，只要自然一开口，他就应当沉默，他应当注意它的答案，一直聆听到底，而且在任何情况下，都听凭自然决定。从前有人说过，实验者应当强迫自然露出本来面目。不错，实验者盘问自然，从各方面向它提出难题，强迫它露出真相；可是，他却永远不应当替它回答，也不应当只听取自然答案中之一枝一节，专取实验结果中足以证明或有利于自己假设的一部分凭据。我们以后还要提到这后一种情况，正是应用实验方法的一大障碍。实验者继续保留他的预谋观念，以这种观念察看实验的结果，必然会陷入错误，因为他忽略了他所不曾预料的部分，这样他的观察就不完全。实验者不应抱定他的观念当作唯一盘问自然的一种手段。他的观念应当服从自然，并且根据他促成的现象观察给他的教导，时刻准备放弃、修正，或者改变他原来的观念。

所以，在一次实验中，有两步手续应加注意。第一步是"预料"与实现实验的条件；第二步是"验证"实验的结果。无预料的观念就无法着手实验；我们已经说过，着手实验就是提出问题；一个问题必然包含着要求答案的某种观念。因此，我提出绝对的原则，认为实验应当依据一种预定观念而成立，可以不管这观念能够含混到什么程度，精确到什么程度。至于验证实验结果，那无非是一种促成的观察，我也提出绝对的原则，认为应当不抱预定观念，正如对于一切其他的观察一样。

我们还可以在一个实验者身上，区别和分裂出两个人来：一个是预先考虑和制订实验计划的人；另一个则是执行这个计划并验证其结果的人。第一个人所作的是科学发明家的精神活动；而第二个人则是凭借感官去观察与验证。从法郎沙·虞贝①的研究例子上向我们明显地提供了这方面的证明。这一位大博物专家，虽然早年失明，却给我们留下了不少宝贵的实验，这些实验都是由他

①　虞贝（Frnançois Huber），《对于蜜蜂的观察》，此处指由其子彼埃·虞贝增订的第二版，日内瓦，1814 年。

设计后再指使他的一个毫无科学思想的仆人动手作出来的。那么虞贝就代表制订实验计划的指挥精神;可是他却不得不借用另一个人的感官。他的仆人就代表被动性的感官活动,要服从智慧的指挥,实现根据预定观念要完成的实验。

有人责备在实验方法里使用了假设与预定观念,这些人犯了将实验的设想及其结果的验证混为一谈的错误。如果说验证实验结果时,必须用不带假设与预定观念的精神,这自然是对的。但是制订实验计划或想象观察手段时,却必须保留假设与观念的应用。恰好相反,我们稍后就要论述,应当尽量放任"想象"去活动,观念是一切推理与一切发明的起源,一切带有首创性的东西又回到这个观念上去,我们决不应当以观念会妨害研究作借口而堵塞它和驱除它,我们只能调整观念,并给它制订一个标准,这完全是两回事。

一个全才的科学家是同时擅长理论与实践的学者。第一,他察看一件事实;其次,他从这件事实在头脑里产生了一种观念;第三,他依照这观念加以推理,设计实验方案,同时想象和实现实验的物质条件;第四,他必须观察从这次实验产生的新现象,于是又回到第一步工作,以后循环进行。科学家的精神活动,可以说永远处在两种观察之间:一种观察作为推理的出发点,另一种可作推理的结论

为了说清楚起见,我在上面力求区别开实验推理的各种步骤。但是,对于在像医学这样的模糊状况的科学中从事研究的学者来讲,各种步骤同时集合于他的头脑中,什么是观察结果,什么是实验,其间错综复杂,不可能也不必在这乱成一团的事情里分析出每

一步骤的内容来。我们只须在原则上记住,"先验的观念"或者不如说"假设"是实验的动力,并且我们应当放任它自由活动,只要周密而严格地观察实验结果。如果假设得不到验证而且消失了的话,那么假设所产生的事实仍然存在,成为科学上不可推翻的材料。

因此,观察者与实验者适合实验研究的不同阶段。"观察者"不再推理,而只察看;"实验者"则相反,对获得的事实加以推理,为了依据它来设想而且合理地促成新的事实之实现。但是,如果在理论上和抽象的意义上这样区分观察者与实验者的话,但在实际上,却又不易区分,因为我们看到,同一位研究者必须交替地担任观察者和实验者。

事实上,同一位学者,自己一个人全面论述一个科学问题,这种情形屡见不鲜,但是,在科学的发展中也常常发生实验推理各步骤的工作分别由若干学者承担。例如在医学上或博物学上,有的人只搜集和整理了一些观察的材料;有的人在这些观察材料的基础上提出了一些某种巧妙的和多少可能的假设;又有别的人着手实现实验的条件以检验这些假设的可靠性;最后,还有另一些人专门归纳各种观察者与实验者所得的结果,使之成为系统。像这样实验领域上的分工是一件有益的事情,因为每一部门都能得到更好的耕耘。须知有的科学要求观察与实验的工具是一些完全特殊的仪器,因此运用和操纵这些工具或仪器要求研究者有某种习惯,还有某种手的灵巧或某种感官的熟练。不过我承认这种特殊性只存在于科学研究的实践中,至于理论部分则决无"特殊性"。事实上,我认为把特殊性当作一般性是一种违反哲学与反科学的原则,这就是有一个现代哲学学派为什么竭力倡导这种原则而且是自称建立于科学基础上的原因。

实验科学若采用片面的研究方法不能前进,它只有为了一个共同目的广收各派的研究方法才能前进。那些搜集观察材料的人,只有在以后这些材料可以提供给实验推理作根据时才显出他们的用处;否则无数材料的汇集,终究只是一堆废纸。那些依据旁人搜集的观察材料从而提出某种假设的人,也只有在将来经人实验证明了他们的假设以后才显出他们的用处;否则,未经证明或者无法证明的假设只有形成字面上的体系,而流入玄想的烦琐哲学。那些从事实际动手实验的人,尽管他们富有实验的技巧,如果不从建立于正确事实上的假设出发,也解决不了任何问题。最后,那些综合材料的人,如果不亲自认识理论所代表的全部科学事实,也就决不能创立永恒的理论。科学的一般性应当由特殊性提高到原理;原理所依据的事实越深远,才越扎实可靠,犹如竖立木桩,入土越深,才越结实。

因此,我们可以看出,实验方法的各种步骤是相互密切联系的。事实是必需的材料;但是,通过实验推理即理论运用这些材料,才真正构成和创立科学。也就是说,事实形成的观念代表科学,理论就是经过了实验检验的科学观念,推理的活动使我们的观念获得了一种确定的形象,因此一切的研究起源与归结都集中于一种观念。我们在下一章即将论到,观念是一切科学推理的出发点或原动力,观念又是一切科学推理的目的:人类精神渴求了解未知的活动。

第二章　实验推理中的
先验观念与怀疑精神

　　每一个人对于它所看到的事物首先形成某种观念,在他凭经验认识自然现象之前,常常先对它们加以某种解释。这种倾向是自发性的,这种预想的观念过去是,将来也永远是研究天才的第一步闪露光芒。而实验方法的目的在于把建立在对事物的预感或模糊感觉基础上的这种"先验"概念转变为根据对现象的实验研究所作的"后验的"解释。所以实验的方法又称为后验的方法。

　　人类本来是玄学性而且傲视一切的,他总以为与他的感觉有关的头脑所创造的理想也可以代表现实。由此可见,实验的方法并不是人类天生就有的;而只有在人类经过漫长时期的错误,历尽神学式与玄学式的争论以后,终于认识到此路不通,白费力气,于是他才认识了自然界的规律不能由人来决定,因为他自身没有具备对外界事物的认识标准;从此他才明白为了获得真理,必须客观地研究自然规律,并使自己的观念,而不是理智服从实验,就是说服从事实的标准。虽然如此,人类对待事物的思想方法并没有根本的改变:无论神学家、玄学家或实验科学家,他们全都用一种"先验的"观念来思考问题。所不同者,玄学家肯定他的观念是他所发现的绝对真理,只须依据逻辑法就可以推之四海而皆准的。实验家则不然,他比较谦虚,只把他的观念当作一个问题,当作自然界的一种预料的、或多或少的可能的解释来提出;为此,他一方面依据逻辑推求其发展,另一方面他时时刻刻借助于实验与现实作验证。他的研究进行方式是由局部的真理逐渐推求出较普遍的真理;但他永远不敢夸口说获得了绝对的真理。事实上,如果我们在某一点上得到了绝对真理,那么到处都是绝对真理,因为绝对的事物不会有例外。

因此,实验的观念仍然是一种先验的观念,不过它以假设的形式出现,它能否成立须以实验为准,以判断它的价值。实验者的精神态度与玄学家和神学家不同之点在于虚怀若谷,因为实验时时刻刻都使他意识到自己相对和绝对的无知。所以实验的科学教训人类的结果,是逐渐减少他的骄傲,并且不断向他证明:外界事物的最初原因及其客观现实对人类来讲永远是宇宙的神秘,他只能认识"事物间的关系"。这一点才是一切科学的唯一目标,我们以后还要谈到。

人类精神活动的演变经过了连续的三个阶段:即"直觉"、"理智"与"实验"。最初是直觉的阶段,直觉笼罩理智,于是产生了信仰的真理,就是神学。随后是理智,亦即哲学的阶段,产生了经院哲学,主宰人间思想。最后到了实验的阶段,亦即研究自然现象的阶段,人类才知道外界世界的真相,一开始并不是凭直觉或理智就可以形成的。两者只是我们不可缺少的引路人。但是,要得到这些真相,却必须深入到客观现实中去,那里在现象的外衣之内,隐藏着真相。

所以,随着事物的自然进步而出现的实验方法,它总结了一切,正如我们马上就要谈到,这种方法连续地依据这永恒的三位一体的三个分支进行:"直觉"、"理智"与"实验"。用实验方法从事真理的研究,第一步总是由直觉开始,它产生出一种先验的预感或观念,随后用理智或推理发展这一观念,并推求出逻辑的结果。但是,如果说直觉观念须待理智的照耀而明亮,那么理智则须靠实验来指导。

第一节　实验的真理是客观的或外界的真理

实验方法只从事于客观真理的研究,而不研究主观真理。

人的身体有两种功能,一种是有意识的,另一种是无意识的。同样,人类精神活动里,也有两种真理或观念,一种是有意识的、内在的或主观的,另一种是无意识的,外界或客观的。主观的真理发于有意识的精神原理,原理体现绝对的、必要的明确直觉。正如笛卡尔的名言所说:说到底世间最大的真理其实就是我们精神的直觉。

从另一方面看,我们已经说过,人类永远也不会知道外界事物的最初原因和本质,因此真理所能表现的思想形式,向来只是事物间的一种绝对必然的关系。但是,这种关系只能是绝对的,又必须追溯到它们的条件及其简单而且仍是主观的认定,换句话说,精神具有认识所有条件的意识。数学代表存在于理想的简单条件下的事物之间的关系。因此,基本的定理或关系一旦发现了之后,必为精神所接受,视为绝对的真理,也就是说独立于现实。从此,依据此种数学推理求出来的逻辑演绎,也同定理一样地确定不移,而无需实验验证。如果我们要求设法证明哪些是精神上绝对的真实,哪些是不可想象的,这就超越于理智之上,荒谬之极了。

但是,除去这种由理智所创造的条件以推求它的主观的关系的研究外,人类如果想认识并非由他所创造的自然界的客观的关系,那么,他就会马上感觉到缺少意识的或者内在的标准。无疑地,他也本可以相信在客观的或外在的世界里,真理一样由事物间的必然关系所组成;但是他却缺乏对于这种关系的条件的认识。因此,他必须造成这种条件,然后才能认识它们,得到某种绝对的概念。

不过,人类必须相信,外部世界现象的客观关系,如果它们缩小到他的智力完全可以了解的简单情况,则可以达到如主观性真理一样的确信。所以,在最简单的自然现象的研究中,实验科学已获得某些似乎是绝对性的事物关系。例如"理论力学"以及"数学物理"某些分支中的定理与推理,就是这种情形。事实上,在这几门科学中,学者依着逻辑演绎,不需要实验;因为,和数学的研究一样,只要定理是正确的,则依此推理的结果也必然正确。可是,这里又必须指出一点重要的区别,即这种研究的出发点不再是"主观的"和有意识的真理,而是借鉴观察或实验所摄取的"客观的"和非意识的真理。这种真理永远只是相对性的,随无数次已进行的观察与实验而决定。如果迄今无任何观察指出其错误,我们的思想也不可想象这种真理有向别处发展的可能性。因此,我们始终以"假设"承认这种绝对原理。所以,如果实验验证使用的方法不完善,应用数学分析于自然现象,即使是非常简单的现象的研究,也可以产生危险。在这种情形之下，如果不在实验之熔炉里经常使用数学分析，它就成为盲目的工具了。我所说的这一点意见，也就是许多伟大的数学家和伟大的物理学家的意见，这里我不妨举出这方面一种最具权威性的意见，我的同辈学者和朋友白特昂①在纪念塞纳尔蒙的讲演时所说："几何学对于物理学家只应当是一种有力的辅助工具：在依据几何学定理推出某种结果时，物理学家不可能继续前进；如果实验不是每一步作指南针和准绳的话，那么数学分析的逻辑盲目性只能增加出发点的不可靠性。"

所以，理论力学和数学物理成为纯数学与实验科学之间的桥梁。它们包含的实验条件最为简单。可是，一旦我们的研究进入了物理学、化学，尤其是生物学的范围，现象因关系错综而复杂起来，我们所能得到的理论原理，只可作为临时的假说。所有从此演绎出来的道理，即使极其符合逻辑，如果在任何情况下得不到实验的验证，结果毫无是处。

总之，人类所有的推理活动归结到两个标准上：一个是内在的、意识的，其结果为确定的、绝对的；而另一个是外界的、非意识的，其结果为实验性的、相对的。

每当我们随自己的好恶与利害对外界事物进行推理时，我们的感觉上还持有一种内在的标准。甚至我们推敲我们自己的行为时，我们也必然有一种确定的指导思想，因为我们明白意识到自己所思与所觉。可是，如果我们要判断另外一人的行为以及其行为

---

① J.白特昂（Bertrand J.），"纪念塞纳尔蒙"，在"科学之友赞助社"第六次年会的讲演稿。

的动机时,情形就完全不一样了。无疑的我们眼前有这个人的行动以及他的各种表现,我们确信这些都是他的感觉与意志的表现方式。此外我们也还可以承认他的行为与动机之间存在有必然的关系。但是,他的动机是什么呢?我们自己感觉不到,我们并不能像对待自己的行为一样地意识到。因此,我们只有根据对他的耳闻目睹的言行加以解释和假定。于是我们必须一件一件地检验这个人的行动,我们留心他在这样或那样的情形之下,他是如何做的。总之,我们须求助于实验的方法。同样理由,当一个科学家研究周围的自然现象,想明了它的真相,及其复杂的、相互的因果关系时,一切内在的标准都不存在了,他必须要求作实验,以检验他考虑的假定与推理。所以,正如歌德所说,实验是主观与客观之间的唯一媒介①,也就是学者与其周围的现象之间的唯一媒介。

　　因此自然科学家和医学家探索真理和尽可能接近真理所能使用的唯一方法只有实验推理。事实上,由于外界的和非意识的标准的本身性质,实验只产生相对真理,永远不可能证明绝对地掌握相对真理的精神。

　　一个面对着自然现象的实验者,仿佛像一个观赏哑剧的观众。他又像是"自然界"的一个裁判员;所不同于普通裁判员的,是他眼前的证人并不打算用谎话欺骗他,也并不作假证据,而是一堆自然现象。这证人的语言、习惯以及身世他原来都不了解,可是他正要明了他们的意图。为此,他尽力使用他力所能及的方法。他观察他们的行动,他们的动向,他们的表现,并且竭力运用各种试验方

---

① 　歌德(Goethe),《自然史论文集》,马丁所译法文版,导言,第1页。

法清理出其中的原因。他使用一切想象的技能，用一句通俗的话说，说假话套真情。在这一切中，实验者听任自己进行必要的推理，并向自然界表示自己的想法。他对于眼前呈现的各种行为的原因作出假定，为了判断作为他解释基础的这种假定是否正确，他又安排产生新的事实，看这些事实，在逻辑上能否证明或否定他的预想观念。然而，我再重复地说一遍，唯有这样的逻辑检验才可以对他启蒙并给他经验。自然学家观察动物，想了解它的行为与习惯；生理学家与医生想研究活的生物体的各种隐藏的机能；物理学家与化学家想确定无机物的现象，都属于同样的情形。他们眼前的现象表现，只有依据实验的标准才可以解释，在这里唯有实验标准是我们最关心的。

第二节　　直觉或预感产生实验的观念

在前一节中我们讲到实验方法依据的步骤是"直觉"，"理智"与"实验"。

由直觉产生实验的观念或假设，换言之，就是对自然现象的预料的解释。实验的最初启发是一种观念，由观念才引起实验的要求。而理智或推理无非只按照这观念推理演绎其结果，然后将结果纳入实验证明。

所以一个预料的观念或假设，是一切实验推理必然的出发点。否则，我们既不能求知，也不能研究，而只能堆砌一些枯燥无味的观察材料。若没有预定观念去从事实验，必然会冒险行事。但是，我们也说过：另一方面，如果我们抱有成见地"观察"，作出的是坏的观察，结果也常常流于把空想当作现实。

实验的观念不是先天的，它决不是无缘无故地发生，它必须由外界的激发或偶然性触动，正如一切的生理作用一样。要对于事物产生第一个观念，必须先要看见这个事物；要对于自然现象产生任何观念，必须先观察它。人类的思想不能设想一个无原因的结果，所以看到一个任何现象，永远都唤起他一种因果的观念。所有人类的知识都是由果推因得来。完成一个观察之后，思想中就有了与观察到的现象的原因有关的观念；顺着这个预料的观念再加以推理，然后做试验来验证。

实验观念可以由一件事实的偶然观察，可以由一个实验的试探之后，也可以由既成的理论的必然结果来产生。这些我们留待以后再论。现在必须要注意的，就是实验的观念决不是从天而降或任意假定，而是必须永远以观察到的现实，也就是说以自然界作为根据。总之，实验的假设必须永远建立在先有的"观察"基础上。假设的另一个重要条件，就是这个假设必须尽量可能成立，并用实验来验证。事实上，如果我们进行假设而实验不能验证，那我们就越出了实验方法的范围，而陷入偏执的经院派的弱点。

关于完成了观察以后，并没有得出准确的规则可以使头脑里产生一种正确而有效的观念，成为实验者某种思想上的直接预感，去获得成功的研究。我们只能说观念一旦形成，就应当纳入任何实验者不能背离的确定的范畴和准确的逻辑规范，但是观念的产生却是突发的，其性质完全是具有研究者的个性的。这是一种构成研究者个人独创、发明或天才的特殊直觉。这一种新的观念的出现，恰如从事物中设想出的一种新的或不曾预料到的关系。当

然，人们的才智都相近似，任何人都能够了解事物之间的某种简单
关系，任何人的头脑里都可以产生相同的观念。但是，正如感官的
迟钝和灵敏各人不同一样，各人的智慧也并不相等，事物中有些微
妙的关系就只有眼光敏锐、禀赋较高、更有利于这种条件的聪明才
智，才能察觉、了解和揭示出来。

　　假使事实必然会引起观念，那么，每一件新的事实就应当产生
一个新的观念。这正是事实上常有的事，因为有些新事实，从它们
的性质上就足以使得凡处在相同的知识修养条件之下的人，必然
都得出相同的新观念。但是，也有些事实，对于多数人的思想都毫
无用处，而对于另一部分人却有启发。甚至有的时候一个事实或
一次观察对于某一个科学家可以许久许久不曾启发任何意义，忽
然某一天对他呈现了一线光明，使他不同往常从这同一个事实上
得到了新的理解，发现了全新的关系。这样，一个新的观念的产生
犹如电光之一闪，犹如突然的启示；所要确实证实的是，在这种情
况下，科学的发明寄托于一种事物的直感，这种直感不仅仅是发明
者个人的，而且还与他当时所处的精神状态有关。

　　所以，实验方法不能将新的启发性的观念给那些并没有这种
观念的人，它只肯给那些指引他们得到新的观念的人，并从而对它
们加以发展，以求从中获得可能的最佳结果。观念是种子，而方法
是土壤，它按照种子的性质提供给它发育、繁荣、收获果实的条件。
固然只有撒了种子的土地才能收获果实，同样，实验方法也只能借
观念才能发展。单凭方法的本身是并不能产生什么东西的；所以
有些哲学家过于推重方法的威力也是一种错误。

　　实验的观念是由思想的判断认为“事实必然如何如何”这样的

一种预感的结果。在这一点上，我们可以说，我们思想里存有自然规律的预感或直觉，不过我们并不知道这规律的形态。唯有实验才能告诉我们这一形态。

怀有新的真理的预感的人是很少的；在一切科学研究领域中，多数人只能发挥和追随少数人的观念。那些有所"发现"的人正是新的而丰富的观念的创立者。通常都称一件新的事实的认识为"发现"；但我却以为是与发现的事实有关的新观念才是实在的发现。事实本身无所谓大或小。所谓一件大的发现，指的是某一种事实，它一经出现于科学界，就产生了光明的新观念，它足以消除掉许多的愚昧无知，而且指出了许多新的方向。另外一些事实，尽管也是新的，却只指点了很少新的东西；这些只算是小的发现。最后，还有一些新的事实，尽管观察分明，却丝毫也没有向人们说明什么意义；这些暂时只能算是科学上孤立而贫乏的事实：我们又可以称之为原始材料的事实或未加工的事实。

因此，发现是一种新的观念，它由一件偶然获得的事实或其它原因发生。所以世间决没有一种教人发现的方法，因为哲学理论不能将发明的直觉和正确的思想给那些不具备这些修养的人。正好像对声学或光学理论的认识不能教出一副精确的耳朵或一对好的眼睛一样，如果你根本就没有耳朵或眼睛。不过，好的方法可以告诉我们如何发展并善于应用我们的天赋才能，而坏的方法就足以妨害我们获得良好效果。这样，科学上最可宝贵的创造天才常常因坏的方法而减少或甚至于窒息，而好的方法就能够使之增长与发扬。总之，好的方法促进科学的发展，使科学家避免他在真理的探索中遇到的许多导致错误的因素。这就是实验方法可以为自已确定的唯一目的。在生物科学中,这个方法的作用比其他科学更为重要,因为生物科学研究的现象十分复杂,而这种复杂性一进入实验阶段,导致错误的因素就将更加增多。虽然如此,即使按生物学的观点,我们也不要把实验方法当作完美无缺的东西,我们必须规定几条一般原则,这些原则就是:可以指导那些从事实验医学研究的人的思想。

第三节　实验者应当怀疑和不抱成见,永远保持精神的自由

一个从事自然现象研究的科学家应当具备的第一个条件,就是建立在哲学怀疑态度上的保持完全的精神自由。但是又决不应当是怀疑论,应当相信科学,也就是说,相信决定论,相信事物之间的绝对而必然的关系,对于生物界的现象如此,对于其他的现象也如此。但是同时应当确信,这种事物之间的关系,我们只能得出它的或多或少的近似值,我们掌握的理论不能代表不变的真理。当我们在我们的科学上建立一般性理论的时候,唯一可靠的事实,就是所有这些理论,用绝对的说法,都是假的。它们只是部分的与暂时的真理,而这对于我们是必要的,正如我们向研究前进时,在某一阶梯上休息一会儿一样;它们只能代表我们在当前这一阶段的知识状态,因此,它们应当随科学的进展而改变,并且经常地在它们进展中科学也随着逐步向前进步。另一方面,如我们已经说过,我们的观念是由以前观察的事实得来,而后我们对它们加以解释。可是,就在我们的观察里面,可能有无数的错误因素,尽管我们集

中精力细心洞察,但我们永远也不敢保证看见了一切,因为我们采用的观察工具常常不够或太不完备。所以,其结果是,即使我们在实验科学里有推理指引我们,我们也不一定能得到某种结论。我们的精神永远保留对结论接受或讨论的自由。如果有一种观念出现在我们脑子里,我们不应当只因为它不符合流行的理论的逻辑结果而放弃不理。我们可以根据我们的直觉和我们的观念,任意想象,只要我们的观念不当作制订新的实验的托辞,总可以给我们提供有说服力的,或出乎意料的和丰富的事实。

实验者保持的这一种自由,正如我已说过,是建立在哲学的怀疑态度上的。原来,我们应当意识到我们推理不可靠,因为推理的出发点就含糊不明。实际上,这出发点根据科学进展的状态永远建立在完善程度不同的一些理论或假设上。在生物学上,尤其是在医学上,所有的理论都如此不稳定,使得实验者几乎保留自己全部的自由。就物理化学说,事实对象比较简单,科学比较先进,包含的理论也比较确定,因此实验者就应当更加考虑和看重建立在理论基础上的实验推理的成果。但是就是在这种情况下,也决不能肯定理论的绝对价值。现在我们看见一些伟大的物理学家在试验时所作的某些重大发现,与公认的理论不符。天文学家相当自信他们的科学原理,以这些原理去建立若干数学理论,但这不能阻止他们要从直接观察来检验和验证他们的理论。上面说的这句格言在理论力学不应忽视。然而在数学的研究上,从某一定理或原理出发,必须得出绝对准确的结论,这里自由的精神就不再存在了,得出的真理是不朽的。几何学家不能任意怀疑一个三角形的三角之和等于两个直角,因此,他也不能任意否定由此定理演绎出来的逻辑结果。

假使一个医学家想象他的推理的价值与一个数学家一样的话，他将犯很大的错误，不幸，我称之为理论体系家的人屡犯这种错误，并导致严重的后果。事实上，这些人往往从某一种多少有点观察根据的观念出发，就认定这观念是绝对的真理。于是他们就依着形式逻辑去推理，不从事实验，终于一步一步地推导出一套逻辑的体系，但却无任何实在的科学价值。有些浅薄的人常常容易为这种表面的逻辑体系所惊眩，因此即使在现在，有时也可以遇到恰似旧时经院派哲学式的辩论。这种着重推理的倾向常使生理学家过于将事物简单化，一方面由于他并不了解他谈论的科学，另一方面由于缺乏自然现象复杂性的直觉。我们有时看见一些纯数学头脑的人，并且还是造诣很高的人，陷入这种错误里面：他们先将事物过于简单化，而推理的根据是他们脑子里所设想的现象，而不是自然界存在的现象。

所以实验的重要原则就是怀疑精神，哲学的怀疑精神，这种精神保留着思想的自由与启发性，由此才引申出生理学与医学的研究者的最可宝贵的素质。只有在经得起实验证明的条件下，才可以相信我们的观察与理论。如果太相信了，精神就很容易与他自己推理的结果相联，而受到限制；研究者就失去了行动的自由，失去了不盲目相信理论的人的那一种启发性，最后只剩下科学的迷信。

有人常说，要有所发现，必需无知。这本是错误的意见，却也蕴藏着一种真理。说这话的人的意思，认为除去由自己的理论所包含的"成见"以外旁的什么都可以不管，只求理论的证明，与此无关的都可完全忽视。像这样的精神状况是最要不得的,它与发明正好相反。原来,一种发现常常正是理论所没有预先见到的事物之间的关系,否则这发现早在理论中预见到了。对于理论一无所知的人,在这一点上,反倒处在更有利的精神条件下,他可以不受理论成见的妨碍与拘束,反倒容易看得出一些新的事物,而死钻理论的人却看不到它们。但是,我们应当立即声明,我这种说法在原则上并不是抬高无知的地位,相反地,我们受教育越高,知识掌握得越多,修养的条件就愈加适宜完成重大的发现。不过,正如我们上面所说:应当保持精神的自由,应当相信,在自然界里,根据我们的理论,荒谬不是永远不可能的。

那些过于相信自己的理论或观念的人,不只是不适于发现新的真理,而且还会进行十分错误的观察。他们总是带着一种预想的观念从事观察,当他们动手去作某种实验时,只愿意看见证实自己理论一面的结果。这样,他们歪曲了观察,而且常常忽略了很重要的事实,因为这些事实不会帮助他们达到目的。正是这种情形使得我在另一著作里①说过:决不应当作实验以求证实自己的观念,而只应当以实验来检验观念;这话换一个方式说,就是应当如实际状况所表现的那样去接受实验的结果,连一切不曾料到的意外的情况都应考虑进去。

此外,对于那些过于相信自己理论的人,必然还容易发生不相信旁人理论的倾向。于是,这种轻视别人的理论家的中心观念就在于苛求旁人理论的错处而竭力加以反驳。这种态度对于科学的

---

①　克洛德·贝尔纳,《体液的特性与变化》,讲义,第1讲,巴黎,1859年。

不利仍然是一样的。他们从事实验的目的只为了推翻一种理论而并不是为了寻求真理。他们所作的观察也不会正确,因为他们只想从实验的结果里汲取合乎他们目的的东西,而与这目的无关的东西就忽略不问,尤其小心翼翼地避开那些足以符合他们所要打击的理论观念。像这样态度的理论家,从两条不同的路出发却达到相同的结论:就是歪曲了科学与事实。

上述一切的结论,就是在实验的判断之前,应当取消自己的意见,像取消旁人的意见一样。如果讨论与实验如上所说都只为了证明一种预想,便失去了精神的自由,而且也不再是探求真理。这种狭隘性的科学混合着个人的虚荣或人类的各种偏见。然而自尊心却与这种无益的辩论无关。当两位生理学家或医学家为支持自己的观念或理论而争辩不休的时候,双方互相冲突的论据中只有一件事绝对可靠:就是说这两种理论都不圆满,任一种理论都不能代表真理。真正的科学精神应当使我们虚怀若谷。我们大家对现实情况知道的都很有限,面对着自然现象的研究有无穷的困难,我们都难免要失败。科学界只有团结合力以赴,而不应当相互抵消力量,浪费在个人的辩论里。总之一句话,致力于真理探求的科学家应当保持他的精神自由与宁静,还应当如培根所说,不让眼睛为热情之泪所浸润。

科学教育的重点在于能辨别决定论与科学理论的区别,我们以后将谈到这点,决定论是科学的绝对原则,科学理论则是相对的原则,我们只能赋予它在探索真理时具有暂时的价值。总之,不应当将理论当作一种教条或信条。倘使过于推重理论的信念,我们就容易发生科学的错误观念,而且拘束和限制了精神,取消它的自由,窒息了精神的创造力,给它带来一种哲学体系的臭味。

由于理论代表我们整个的科学观念,因此无疑是代表科学所不可缺少的。理论也应当作为新的研究观念的根据。但是,这些理论与观念并不是不变的真理,我们应当时刻准备放弃它们,修改它们,只要它们一旦不再代表现实的时候。总之,应当修改理论以适应自然,而不应当修改自然以适应理论。

总结说来,实验科学应当注意的有两件事:方法与观念。方法的目的在于指导观念前进以求解释自然现象,探索真理。观念应当永远处于独立地位,决不能套入"科学的信仰",正如同不能套入哲学的信仰或宗教的信仰一样。应该根据自己的直觉表达自己的观念,要大胆、自由,决不能顾虑到这观念会抵触某种理论而中止。如果我们充分接受了实验方法的原理,就没有什么可以顾虑;因为,只要观念是正确的,我们就继续发展它;当它是错误的,实验正好纠正它。必须懂得斩钉截铁地处理问题,甚至有出错误的危险。正如有人说过,出错误比混淆是非更有益于科学;这意思也就是说,只要我们调整观念,时刻小心地用实验判断观念,那就放心大胆地让观念去发展。总之,观念是一切推理的动力,对于科学和对其他的事理一样。但是无论在什么场合,观念总应该服从一个标准。在科学上,这个标准是实验方法或实验;这个标准是不可缺少的,并且我们应将它应用于我们自己的观念和其他人的观念中。

第四节　实验方法的独立性

由前节所论可知:任何人的意见,无论形成为理论或其他方式,都不能当作代表科学的全部真理。它是一个向导,是一线光明,但不是一个绝对的权威。实验方法在科学上所完成了的革命就在于用一种科学的标准以替代个人的权威。

实验方法的特征就在于它能独自树立,因为它自身就包含有评判的标准,那就是实验。它除了事实以外不认识其他的权威,它超出了个人的权威以外。当笛卡尔说我们只应当关心那些充分证明了的事理或明显的事情时,这意思就是说,不要再像经院派那样请示前代的权威,而只应当依据由实验建立起来的事实。

由此可知,当我们在科学上发表了一种观念或一种理论时,不应当在于搜集一切足以加强它的,而避免一切足以伤害它的事实,以求保持这种观念或理论。相反地,我们正应当细心考察那些仿佛足以推翻它的事实,因为真正的进步总是在于改变一种包含事实较少的旧理论成为一种包含事实较多的新理论。这样才证明我们又进了一步,重大的科学信条是随着科学的进步改进和变换它的观念。我们的观念只是供给我们深入研究现象的一些智慧工具;工具一旦完成了它们的任务,就应当换掉它们,正如我们换掉用久了而钝了的刀子一样。

我们前辈学者的观念与理论,只有在它们代表当时科学状况的情形之下才应当保留,但是它们肯定要改变,除非我们承认科学不应当再有进步,而这又是不可能的。在这方面,也许数学科学与实验科学之间有点分别。数学的真理是绝对而不变的,它的进步表现在新的真理的简单而继续的增加。至于实验科学则相反,真理只是相对的,其进步只在于革命和将旧的真理吸收到一种新的科学的形式里来。

就实验科学说,对于个人权威不适当的尊重就是迷信,它成了科学进步的一种真正的障碍;这与各个时代伟大人物留给我们的榜样背道而驰。实际上,伟大人物正是那些带来了新的观念而消灭了旧的错误的人。因此,他们自己没有尊重他们前辈的权威,并且他们也不愿意别人用另一种态度对待他们。

这种不向权威低头的精神,是实验方法奉行的一个基本信条,而它与我们对前辈大科学家怀有的尊敬与敬佩之情丝毫也不抵触,他们留下的重大发现正是现代科学的基础。①

就实验科学说,大科学家决不是绝对不变的真理的创立人。每一位伟大人物珍惜他的时代,而且应运而出,从这一意义而言,从科学发现的产生上看,它们形成了一组必然的而又有关联的系列。伟大人物可以比作光芒四射的火炬,指引着科学前进。他们照亮了他们的时代,或者以发现未预见到的而丰富的现象以开辟新的道路,并指出前人从来没有认识的境界,或者综合已得到的科学事实,并指出前人不曾觉察的真理。如果每一位伟大人物都曾为丰富科学完成了重大的一步,他永远不会提出科学上的最后界限的自负主张,而且他必然注定将被后代人的进步所超越,并被远远地抛在后面。伟大人物又常常被比拟作巨人,在他们的肩膀上站着侏儒,而侏儒还能比他们看得更远。这意思简单地说,就是在这些伟大人物之后科学又有了进步,恰恰正是因为受了他们的影响。这结果就是后继者比伟大人物在他们的时代获得的科学知识更多得多。但是,伟大人物仍然不失其为伟大人物,也就是说,他

---

①　克洛德·贝尔纳:"实验医学教程,开学讲话"(医学报,1864年4月15日)。

们是巨人。

　　事实上,进展不息的科学包含有两部分知识:一部分是既得的知识,另一部分是待得的知识。对于既得的知识,所有的人都差不多相等,学问大的和其他人没有差别。甚至有些平凡的人往往就是掌握既得知识最多的人。唯独在科学的未知部分才能认出伟大人物来:伟大人物以具有天才的观点为其特征,这观点照耀着本来未知的现象,于是推动科学向前进展。

　　总之,实验方法本身就具有一种客观的权威性,由它支配着科学。它甚至将这种权威强加给大科学家,一改像经院派那样仅从教条上寻求证明:他们是立于不败之地的;证明后人所发现的一切他们早已见到了、说过了、想过了。每一时代都有错误和真理。可以说有的错误和它的时代有必然的联系,只有后一代的科学进步才能认识到这一点。实验方法的进步在于真理的总和逐时增加,而错误的总和则逐时减少。而且,每一种特殊的真理加入到其他的特殊真理里面便构成更普遍的真理。科学上一些创始人的名字逐渐地就消失在这种合并之中,科学越进步,这种合并越加具有客观的形式,越加与过去时代不同。为了避免混淆,我应当赶快声明,我这里想说的只是关于科学的进展。对于文学与艺术来讲,个性支配着一切。问题在于那里是作者精神自发性的创造,它与自然现象的论证毫无共同之处,在自然界里我们的精神不该有所创造。文艺创造在过去的时代里也保留下它全部的光辉价值;每一个作家留下他的不变的时代个性,不能与别人的名字相混。有一位近代诗人曾经用下面的警句来说明文艺有个性而科学无个性的道理:文艺,是"我";科学,是"我们"。

实验方法是科学方法,它要求精神与思想自由,它不只摇撼了神学与哲学的压迫,而且也不承认科学界的个人权威。这决不是骄傲与狂妄。相反地,实验者否认个人的权威正是一种谦虚的行为,因为他也怀疑他自己的知识,他把个性的权威置于实验与自然规律的权威之下。

物理学与化学,已经是确定形成了的科学,它们向我们已经表现出实验方法所要求的这种独立性与客观性。但是医学还停滞在经验主义的黑暗中,并且忍受着它落后性的一切后果。我们可以看见它还多少混合着宗教与超自然的成分。奇妙事物与迷信观念还起着重大的作用。替天行道的巫师与走方郎中像医师一样地给人看病。医师们自己也"自抬身价"置于科学之上,他们从传统上,教条上或医术技巧上寻求权威。凡此种种,最明显地证明实验方法还丝毫没有引用到医学范围里来。

实验方法,是自由思想者的方法,它只探求科学的真理。产生一切的"直觉"应当保存它的全部自发性和自由,以促成实验观念的表现;"理智"也一样,应当保存它怀疑的自由。据此,理智就必需永远置观念于实验的检验之下。同样,像人类其他的行为由直觉产生观念以决定行为动机一样,实验方法也是由直觉以启发观念的产生。只有直觉指挥着精神,构成科学的"最初动力"。天才表现在一种微妙的直觉上,使之正确地探索出自然现象的规律来。但是决不可忘记的,就是直觉的正确性与观念的丰富性只有经过实验才能够建立并得到证明。

第五节　实验推理中的归纳与演绎

在前面已经讨论过实验观念的影响以后，现在我们就来考察，实验方法永远带着怀疑的精神去推理，究竟应当怎样进行才能有把握地探求真理。

我们曾经说过，实验的推理是在观察过的现象上进行，就是说在观察上进行。但是实际上它只应当用在由这些现象对我们的精神所唤起的观念上。所以实验推理的原理永远是在实验推理范畴内归纳出的一种观念，然后再服从事实的标准，也就是说去实验。

推理有两种方式：（一）"询问式"，为本来不知道而要求知道的人所采用；（二）"指陈式"，为自信已经知道而指点给别人所采用。

哲学家似乎已经区别这两种推理方式，分为"归纳的"与"演绎的"推理。他们并且承认同样的两种科学方法："归纳的"方法与"演绎的"方法。前者适用于实验物理学，而后者特别适用于数学。

因此，这里我们应当注意的实验推理的特殊方式："归纳法"。

归纳的定义是由特殊推到普遍的一种精神活动的过程，而演绎则恰好相反，由普遍推到特殊。自然我这里无意参加一种哲学的讨论，这里不是地方，而且这也不是我的专长。不过，我以实验者的资格只想说，在实用时我以为很难说明这样的区别，并明白地将归纳与演绎区别开。如果实验者的思想展开通常都是由特殊的观察出发，然后上升到原理，规律或普遍性的命题来，那么他又必需由这些普遍性的命题或规律展开到从原理逻辑地演绎出来的特殊事实上去。不过，如果他所根据的普遍性原理并非绝对的原理，那么,他演绎所得的结果只是暂时性的,必待实验验证。所有推理的表面上的区别只在于题材的性质及其复杂性的大小上面。但是,情况总是一样,人类精神的活动永远都依循着三段论法,并无他途可循。

犹如人类躯体的自然步伐,只有站住了一只脚才能举起另一只脚来向前的道理一样,人类精神的自然步伐也只有立定了一种观念才能产生另一种观念。这话也就是说,精神和躯体一样,必须取得第一个据点才能向前运动。躯体运动的据点是脚步感觉得到的地面;精神运动的据点是精神意识得到的已知的原理与真理。除了从已知推向未知外,人类无法获得任何知识。但是从另一方面说,人类生来原本对科学一无所知,只有学习而后才有知,那么,似乎势将坠入一种无法解决的循环问题,人类永远无法有知。假使人类理智里没有事物之间的关系和决定论的直觉,即判断真理的标准,那就将永远无知了。但是,事实上人类正因有推理和实验,才逐步获得这种真理,或接近真理。

开头提到"演绎法"专属数学的推理方法,而"归纳法"则专属其他科学的推理方法,这种说法是不正确的。这两种方法适用于一切可能的科学,因为在一切科学领域之内,有的是我们不知道的,有的是我们知道的或自认为知道的。

当数学家研究他们不知道的一些题目时,他们也和物理学家、化学家、或者生理学家一样,运用归纳方法。为了证明我们上述说法,只要引用一位大数学家的几句话就够了。

请看欧拉是怎样解释的,他在一篇报告名为《从归纳走向充分的可靠性》中写道:

"大家知道,大多数特性开始只是用归纳法观察到的,后来才逐一用几何的扎实的证明加以证实。费尔马蒂乌斯是最早从事于这样伟大的有一定成效的工作的人。"①

作为任何一种科学的基础的原理或理论,都不是从天上掉下来的,要达到这一点正如人们所说:就必须经过一番询问式或归纳式的推理。第一步总得观察一些事物作根据,无论这事物是外延或内涵。在科学上,就实验的观点说,有所谓"先验的"观念,因为它是实验推理的出发点(见本章的序论);但是从观念产生的观点说,实际上仍然是"后验的"观念。总之"归纳"应当是一种最早的普遍性的推理方式,所有哲学家与科学家们惯常称作"先验的"观念,终究只是些"后验的"观念。

数学家与自然科学家在探索原理的时候并没有什么分别:两者都从事归纳,提出假设,再加以实验,也就是说,试图证明他们的观念是否正解。但是,一旦数学家与自然科学家获得了他们的定理以后,于是他们就完全不同了。原来,如我所已经说过,数学家的定理成为绝对性的,因为它并不应用于客观的现实,而应用于数学家脑子里所选择,可以说所创造的极简单条件下的事物之间的关系。既然他已经确定,不需要再依赖其他的条件推理,头脑里的定理仍然是绝对的、自明的和完整的,而且逻辑演绎出来的一切也同样是绝对的和确定的;他不用再求实验的验证,单纯的逻辑就够了。

自然科学家的处境就大不相同了。他所根据的定理或他所理

---

① 欧拉(Euler),最高皇家科学院院报,第 1780 卷,第 38 页,第 1 节。

解的一般命题仍然是相对的和临时性的,因为它代表着极其复杂的关系,他永远不能确信会全部认识。什么时候他的定理还不能确定,还并非本身自明,与思想不完全相符,什么时候据此所推的"演绎",尽管很合乎逻辑,却仍然可疑;这时就必需用实验来检验演绎推理的结论。从确信定理与推衍结论观点上说,数学家与自然科学家之间的区别非常重要;但是演绎推理本身的机理对于两者却仍然完全一样。两者都是由一个命题出发;不过数学家说:"已知这一出发点",某种结果由此必然产生。而自然科学家则说:"假使这出发点是正确的",某种结果应当产生。

所以,数学家与自然科学家,从某一定理出发去推理时,彼此都是运用"演绎法"。两者都使用三段论法去推论;不过,自然科学家推得的结论仍然可疑而尚待验证,因为他的定理还不明确。这就是实验的推理,或者称作存疑的推理,这是研究自然现象唯一可用的推理方式。假使我们想消除存疑精神,不去进行实验,结果将失去了判断结论究竟是真是假的标准;因为,我再说一遍,他所依据的定理本是空想的,必须求教于我们的感官。

由上所论,我的结论就是:"归纳"与"演绎"适用于一切科学。我不相信归纳和演绎真是有两种基本区别的推理形式。人类的思想从本质上说具有直觉或某种原理的观念,以判断某种特殊事例。他的推理进程总是不知不觉地从一种原理出发,这原理或是他由学习而知,或由他假设发明而成。但是他那求知推理总是依循三段论法前进,也就是说:由一般到特殊。

就生理学来说,一个确定的器官永远由一个唯一的、同样的机制来运行。不过,当不同的环境或其他的条件改变他的现象时,它的功能也就改换了面目；但是，它的本质仍然一样。我以为精神推理的活动只有一种方式，正如躯体的活动只有一种步伐一样。只要当一个人走在平坦坚实而又熟悉的直路上，一眼看得很远的时候，他必然迈着平稳而又迅速的步伐走向目的地。相反，当他走在崎岖不平而又幽暗曲折的陌生路上的时候，他时刻提防碰到深坑，那他只有小心翼翼一步一步地走去。在他举足踏向第二步以前，他必须确实相信第一步已经踏在稳妥的据点，以后也要每时每刻凭经验用脚试探道路是否坚实才敢向前，而且还得随机改换路线的方向。这样的实验者在他的研究中，永远不会放弃事实，否则他甘冒迷路的危险。在上述两例子中，尽管行走道路不同，条件多变，而走路的人的生理过程一样。同样，当实验者依据已知和确定了的原理以及准确的现象推断出简单的关系时，他的推理发展必然也很确定和必要，反之，如果他的研究对象含有复杂的关系，而所依据的只能是不确定的暂时性的原理，那么，这同一位实验者就应当小心行事，将他逐步提出的每一个观念付诸实验。但是，在这两种情形之下，精神推理总是仍然相同，依循相同的生理过程；不过，他所根据的原理可靠的程度多少不等。

　　当自然界任何一种现象引起我们的注意时，我们脑子里将涌现出一个什么原因决定这现象的观念。人类在最初的愚昧时期认定每一种现象都归之于神的主司。现在，科学家归之于力或定律，总之，总有某种东西控制现象。一眼瞥见了现象而产生的观念，就是所谓"先验的"观念。可是，我们稍后即可容易地证明，在我们脑子里由特殊事实所产生的"先验的"观念，永远在默认的状况下和不知不觉中包含有一种我们愿意联系到特殊事实的原理。因此，当我们自信是在由特殊推到原理时,也就是说归纳时,事实上我们却正在作演绎,只是,实验者根据每时每刻都在改变的假设的或暂时的原理作指导。因为他在或多或少完全不知道的情况下探索。随着事实的积累,我们的原理就变得越来越有普遍性和越来越可靠,于是我们对于演绎所得的信赖也随之增加。但是对于实验科学来说,我们的原理却永远都应当认作暂时性的,因为我们决不相信它里面只包含我们所知道的事实和条件。总之,我们永远从假设出发去演绎,一直到实验的验证。一个实验科学家永远也达不到数学家那样的境界,正因为实验的推理在本质上永远是一种存疑性的。现在,如果愿意的话,我们不妨称实验科学家的那种存疑性的推理方式为"归纳",而称数学家的那种肯定性的推理方式为"演绎"。但是,这一点的区别仅在于推理出发点的确定与否,而与推理的方式无关。

第六节　实验推理中的怀疑精神

我们可以扼要总结前一节的说法,我认为主要只有一种推理法:即三段论演绎法。如果同意的话,我们的思想不可能有其他的推理方式。我本来还可以用生理学的理由加以更多的阐发;但这里我暂不发挥。但是,为了探求科学真理,实际上了解我们怎样推理并不重要,只须听任推理去自然发展,在这种情况下永远由一种原理出发,得到一种结论。我们最应当注意的只有一件事,就是强调一个信条的重要,这个信条永远保障思想避免许多错误的因素,而这些因素正是应用实验方法时可能遇到的。

这个作为实验方法基础的普遍信条就是怀疑精神。这也就是说,当那个出发点或原理并不是一种绝对真理的时候,我们对于推理的结论永远应当存疑。不过我们在前面已经讲过只有数学定理可以有绝对的真理,而对于一切自然现象,作为我们推理出发点的原理和得到的结论,都只能代表相对的真理。所以,实验者的毛病就在于不懂装懂,并且拿相对的真理当作绝对的真理。因此,科学研究的最基本而唯一的规律就是怀疑,如同许多大哲学家所声明过的那样。

实验的推理恰好正和经院派的推理相反。经院派永远要求一个万古不变而无可怀疑的出发点,而且,在不能从客观事物上或主观理智上得到这样的出发点的情况下,他们就求助于任何某种"不合理性"的来源,例如一种天意的启示,一种传统或者一种世俗的或随意的权威。一旦出发点提出以后,经院派或体系派就据此以推演其逻辑的结果,甚至引用某些对他们有利的观察或实验的事实作为辩论的佐证;唯一的条件就是无论实验和观察怎样,而出发点一定得是永恒不变的,相反,事实的解释要能自圆其说。实验者则不然,他永远不同意永恒不变的出发点;他的原理是一种假定,据此逻辑地推演一切结果。但是决不认为它是绝对真理和不受实验的约束。化学家所认定的单质只有在证明没有异物的情形下才算是单质。所有提供给物理学家、化学家,尤其是生理学家作为推理出发点的理论,只有在人们发现理论没有包括某些事实,或与事实相抵触的情形下,才算是真正的理论。一旦遇着可靠的事实正好与理论相抵触的时候,实验者决不像经院派或体系派那样,为了挽救他的出发点,而机械僵硬,反对作实验,相反,他立刻修改他的理论,因为他知道,这才是推进和发展科学的唯一方式。所以实验者就连他自己的出发点也永远怀疑,他的思想必需是谦虚和灵活的,他可以接受相反的理论,只要有事实的证明。经院派或体系派一样,决不怀疑自己推理的出发点,他愿将一切包罗进出发点;他的思想是骄傲的,不宽容的,决不接受相反的意见,因为他不承认他的出发点是可以改变的。体系派的学者与科学实验者还可以这样区别,就是前者武断地提出他的观念,而后者一向只提出证明其价值的观念。最后,区别实验派的推理和经院派的推理的另一个基本特征是:一个有发展前途,而另一个无前途。这正因为经院派自以为获得了绝对的真实性,所以它得不到什么东西:这道理很容易明白,因为他的原理是绝对的,他就处于"自然"之外,而自然界的一切都是相对的。实验者却相反,因为他永远怀疑,他不相信获得任何事物绝对的真实性,他反倒可以征服他周围的现象,扩大他对自然界的驾驭能力。这说明"人类能做到的事比他知道的更多",而真正的实验科学只有在向他指出原来他不知道的东西的同时就增大了他的能力。是否得到绝对真理对科学家来讲无关重要,只要他确信现象之间的关系。其实我们的精神能力是很有限的,我们既不能知道事物的开始,也不能知道它的终结,但我们能抓住中间,也就是说直接围绕我们的现象。

经院派或体系派的推理,对于没有经验和骄傲自负的人来讲是一种很自然的推理。只有通过对自然界作过深刻的实验研究才能获得实验者的怀疑精神。必需经历很长时间才能达到这个境界;并且就在生理学与医学界那些自信遵循实验路线的人们中间,我们以后还要谈到,仍然存在有许多的经院式的学者。至于我个人,我确信唯有研究自然界,才能给学者真正的科学直觉。所谓哲学,我只将它当作是一种极好的思想磨练,它是不管怎么样都含有经院派和体系派的倾向的,而这些倾向对于真正的科学家是有害的。此外,没有任何一种方法可以代替真正科学家对自然界所作的这种研究。如果不进行这种研究,那么哲学家可以指示的一切方法,以及我在本书导言里根据哲学家所说一再重复的方法都是不适用的,而且也得不到结果的。

如我在前面已经说过的,我不相信讨论归纳与演绎的定义对于科学家有多大的好处,也不相信了解人们是否使用这种或那种所谓的思想方法就会解决问题。但是培根式的归纳法已是著名的方法,并已被许多人认定是全部科学哲理的基础。培根是一个伟大的天才,他那振兴科学的观念是一个崇高的观念,只要读过他的《新工具》和《科学的扩张论》的人都会情不自禁地被他吸引住。面对着这一团科学启示的微光,又烘托在最高的诗的体裁之下,人们简直处在一种迷惑性的境界里。培根感觉到了经院派无前途;他懂得了而且预见到了实验研究对于科学前途的全部重要性。但是培根并不是一个科学家,他一点也不懂得实验方法的机理。要证明这一点,我们只需指出他已进行的不幸尝试。培根教人放弃理论与假设[1];可是我们已经说过这些却正是实验方法的辅助条件,正如建造房屋离不开搭脚手架一样。培根永远有赞赏他的人,也有指责他的人。我既不赞赏,也不指责,在承认培根是天才的同时,我不像梅斯特尔[2]那样认为他为人类智慧增添了一件新的工

---

[1]　《培根全集》,里奥法文版,导言,第30页。
[2]　梅斯特尔(J.de Maistre),《培根哲学的考察》。

具,此外,我和列缪沙①的意见相似,以为归纳法与三段论并无不同之处,我还相信,伟大的实验者出现于实验方法的理论之前,正像大演说家出现于演说修辞学的论著之前一样。因此,在谈到培根时,我似乎不敢说,是他发现了实验方法,这方法伽利略和托里塞利早已应用得非常巧妙,培根本人反而从来不曾运用过。

当笛卡尔②从普通的怀疑精神出发而排斥权威的时候,对实验者来说他给予人的思想信条远比培根的归纳法所给予的要实用得多。原来,我们已经说过,只有怀疑的精神才引起实验的要求;也只有怀疑的精神才决定实验推理的形态。

但是,在论到生理学与医学的时候,却要准确地决定怀疑精神应用在什么地方,以便和怀疑论区别开来,并且指出如何使科学性的怀疑成为最可靠的一种因素。怀疑论者不相信科学,而只相信自己,他相信自己有胆量去否定科学,还敢于肯定科学不受确定的、固有的规律支配。科学的怀疑者是真正的科学家;他只怀疑自己及其对事物的解释,但是他相信科学,他甚至承认实验科学有它的评判标准或绝对的科学原理。这原理就是现象的"决定论",决定论对于生物现象与对于无机物现象是一样地绝对。我们在下一篇中将详细分析决定论(见本书第二篇第一章第四节)。

最后,作为本节文字的结论,我们可以说,在实验推理中可以有两种可能的结果:或者实验者的假设被实验所推翻,或者这种假设被实验所证明。如果实验推翻了预定的观念,实验者就应当放

---

① 列缪沙(De Rémusat),《培根的一生及其时代和哲学》,1857 年。

② 笛卡尔(Descartes),《方法的探讨》。

弃或者修正他的观念。但是,如果实验充分证明了预定的观念时,实验者还应当怀疑;因为,这只是无意识的真理,他的理智还向他要求有一个反证。

第七节　实验标准的原则

我们在上一节说过应当怀疑,但却不要求成为怀疑论者。事实上,怀疑论者不相信一切,也就得不到任何基础以建立他的标准,因此,他没有可能创立科学;这种悲哀精神的绝望,产生于他感情上的缺陷和他理智上的不健全。我们在原则上提出研究者必须具有怀疑精神以后,我们还说过这怀疑精神只应当用在他作为"实验者"时的直觉或观念是否正确;或者作为"观察者"时的研究方法是否有用,但决不能怀疑到现象的"决定论",即实验科学的原理。关于这一基本的要点,我们再说几句话。

实验者应当怀疑他的直觉,也就是说"先验"的观念,或作为他出发点的理论,所以他必需有一个绝对的信条,使他的"观念"总是服从实验的标准,以检验观念的价值。但是确切地说,什么是"实验标准"的基础呢? 我们已向大家反复说过多次:只有"事实"才能评判我们的观念,而且唤起我们实验的要求,再提这个问题似乎是多余的了。我们说,唯有事实才是真实的,必须全盘地、专心地相信事实。我们也经常重复说,"这是事实",严酷的事实;只有服从事实,没有什么可以推理的。这些都不错,我也承认事实是唯一的现实,事实可以给实验观念提供一个公式,而且同时又用来检验观念;但是这里还关联着一个条件,就是必须用理智承认这些事实。

我以为对于事实盲目的"相信"，有了事实就不让理智说话，这种态度在实验科学上是和"相信"感情和信仰，不许理智说话一样有危险性的。总之，实验的方法到处都一样，"唯一实在的标准是理智"。

某一事实的本身是什么也说不上的，它的价值只有通过和它有联系的观念或者它提供的证明才体现出来。我们在别处已经说过，那够得上称作"发现"的新的事实，并不是构成发现的事实本身，而是从事实引申出来的新观念。同样，当我们说有事实证明，这也并不是说事实本身提供了什么"证明"，而只是说这事实在现象与其原因之间建立的理性关系。这个关系是科学真理，现在应当进一步明确阐述。

先回想我们曾经怎样描绘过数学的真理与实验的真理的特征。数学的真理一旦获得之后，我们说就是有意识的和绝对的真理，因为它们存在的"理想的"条件也是绝对地为我们意识到和所认识到的。相反，实验的真理则是无意识的和相对的真理，因为它们存在的"实际的"条件是无意识的，只是处在当前科学发展状况下，相对地为我们所理解的。如果作为推理根据的实验的真理是包含在如此复杂的自然现象的现实之中，以致它们只能片断地呈现在我们眼前的话，那么这些实验的真理却也仍然建立在"绝对的"原理之上，因为它也和数学的真理一样，必须求助于我们的意识和我们的理智。原来，实验科学的绝对原理就是在自然现象条件内有意识的和必然的决定论。因此，无论什么自然现象一经认定之后，实验者决不能认为这种现象的表现可以在没有新的条件产生时，却改变它的表现方式。此外，他有"先验的"信念，认为这些现象的变化是由严格的数学的关系所决定的。实验只给我们指明现象的形态;但是一个现象与一种决定因素的关系是必然的,而且不受实验的影响,这种关系必然是数学性的和绝对的,这样,我们就可以看出实验科学的"评判标准"在原则上本来也和数学的评判标准是一致的,因为两者的原理都由事物的必然而绝对的关系来表示。不过,在实验科学里面,这些关系被复杂而无穷变化的现象所包围,掩盖了我们的视线。借助实验,我们分析、拆开这些现象,使他们的关系和条件越来越简单。因此,我们想把握住科学真理的形态,也就是说找到科学规律,规律会给我们各种现象变化的钥匙。这种实验的分析是我们为了去探求自然科学真理而要掌握的唯一手段,并且我们"先验"地意识到的现象的"绝对决定论"是指导我们和支持我们从事探求的唯一标准,或唯一原则。尽管"我们作了努力",可是我们离这个绝对真理还十分遥远;尤其是在生物科学上,也许我们永远也见不到绝对真理的全貌。但是这不足以使我们气馁,因为我们总在接近绝对真理,并且我们借助实验的帮助,掌握着一部分现象的关系,尽管这些关系还只是相对的和部分的,可是它们能使我们日益扩大对于自然的支配能力。

由上所述可以看出,如果从实验中产生一种表面上如此矛盾的现象,以致它可以无需与确定的存在条件相联系的话,那么理智就应该"否认这个事实",把它当作一个伪科学的事实。应当再作直接的实验,等待并寻找是什么原因造成这种现象上的错误。事实上,必须承认在观察上有过错误或不足,因为承认了一个无原因的事实,也就是说在事实存在的条件中可以有不确定的原因,那就是完全否定了科学。因此。只要出现这种事实,科学家决不应当迟疑不决，他应相信科学，怀疑自己研究的方法。因此他要改进自己的观察方法，并力求跳出疑团；但是他永远不会回到否认现象绝对的"决定论"的观念上去，因为正是这决定论的直觉形成真正科学家的特征。

在医学上，常有一些观察错误和不能确定的事实，它们构成科学的真正障碍。在这种情形下，常常有人不同意地说："这是事实"，必须承认它。正如我们以前所说，理性的科学建立在必然的决定论上，永远不应放弃观察正确的事实，但是，依据同一原理，它不要受这些不正确收集、不提供任何意义的事实的拘束，并且不能将这些事实作为似是而非的论据去支持或发表五花八门的意见。总之，科学拒绝"不确定的"事实；一到医学上就凭肤浅的诊断，突如其来的灵感或对事物模棱两可的预感来发表一通意见，那就越出了科学的范围，将医学变成了见神见鬼的巫术，把病人的健康与生命托付给异想天开凭灵感办事一无所知的人，这是很危险的。真正的科学教人善于怀疑，而决不强不知以为知。

第八节　证明与反证

我们在前文曾经说过，一个实验者看见自己由实验证明的观念后，他还应当怀疑，并要求反证。

事实上，为了确信某种已知条件是某一现象的直接原因，如果证明这个条件始终先于或伴随这种现象，这还不够，而且还必须证明，这个条件一旦消灭，这种现象就不再产生。假使我们只满足于正面的证明，就可能随时陷入错误，可能把只是一种简单的偶合当作必然的因果关系。我们以后将要讨论到,在复杂的科学如生物学中,这种偶合是实验方法遇到的最严重障碍之一。一个不小心,医生很容易为这种障碍所蒙蔽,尤其是实验或观察的结果恰好与预定的观念相符合。

所以,反证就成为实验推理求得结论的重要而必需的特征。它是哲学上的怀疑精神推到极端的一种表现。正是这种反证才可以判断我们所追求的现象的因果关系是否找到。为此,反证可以排除那种察看结果是否存在的原因,是根据这句古老而绝对真实的谚语:"有其因,必有其果。"

不应将"复核试验"或"反证"与"比较实验"混为一谈。所谓"比较实验",正如我们以后还要看到,只是在复杂情况下引起的一种比较观察,其目的在于使现象简单化,并且预防意料不到的错误原因;反证则相反,是一种反判断,它直接影响到实验结论,是必要的反判断项的一项内容。原来,科学上从来没有无需反证的证明就能真实可靠。分析只有在对它作过论证的综合之后才能得到绝对的证明,这综合提出分析的反证或复核试验;同样,首先进行综合,而后经过分析加以证明。这种必要的实验反证的感觉是最好的科学感觉。物理学家和化学家对它十分熟悉;可是医学家对它却远没有得到相同的很好理解。常常有这样的情况,当人们在生理学与医学上遇到两种现象在一起运行,并且按一定的顺序先后产生的时候,人们自以为有权下结论说,前一种现象就是后一种现象的原因。这在很多情形下是一种错误的判断;记录了现象产生或没产生的统计表不能构成实验的证明。在复杂的科学如医学中,必需同时使用比较实验和反证。有些医学家害怕而且逃避反证；当他们的一些观察与他们的观念一致时，他们就不愿意去追究矛盾的事实，害怕见到他们的假设会站不住脚。我们已经说过，这是一种很不好的思想：当我们想探求真理时，我们只能用反证竭力推翻自己的结论，才可以牢固地建立起我们的观念来。可是，某一现象与另一现象相比，起了原因作用的唯一证明，就是撤除了第一种现象之后，第二个现象也随之消灭。

现在我不再多说实验方法的这个原理，因为在下文，我有机会举出若干特殊的实例以发挥我的思想，再谈到这个问题。此刻我只扼要地归结说，实验者永远应当推动他的研究，直到反证为止，否则实验的推理就不能算是圆满。反证才能证明现象的必然的决定论，并且在这点上只有它能满足理智的要求，正如我们说过，要达到这一步，必须永远提高真正的科学批判标准。

以上所论实验推理的各方面的内容，对于各种科学都具有同样的目的。实验者想要达到"决定论"，换句话说，他依据推理与实验以探求自然现象与其存在条件，也就是与其直接原因的关系。采用这样的方法他可以掌握自然规律，使他能够成为控制自然现象的主宰。全部自然哲学概括起来就是："认识现象的规律。"全部实验问题简单地说："预测并指导现象。"但是，对于生物现象来说，这双重的目的只有通过实验的一些特殊原理才能达到，我们留待下面各章来讨论这些原理。

第 二 篇

生物的实验

第一章　生物与无机物实验的通论

第一节　生物体的自发性
不妨碍采用实验方法

生物具有自发性是人们提出反对在生物学研究中采用实验方法的一个重要理由。的确，我们感到每种生物仿佛都有一种内在的力量，这种力量支配生物的生命表现，并随着生物结构等级的高低而增减它对一般环境影响所作反应的独立程度。例如在高等动物与人类，这种生命力似乎有不受一般的物理化学力量的影响，因此就有对生物作实验很困难的结论。

无机物的情况完全不同，无论它们的性质怎样，都缺乏自发性。当它们的各种特性的表现都绝对地与它们所处的环境理化条件有关，并且这些条件作为它们的媒介时，结果，实验者就可能容易地认识它们的性质，而且可以随意改变它们的性质。

另一方面，一个生物体表现的各种现象，相互之间配合得如此协调，以致想要分离它构造中的某一部分而不使整体立刻发生扰乱，这似乎是不可能的事。尤其在高等动物，它的灵敏的感觉会导致更加值得注意的反应和扰乱。

　　许多医生和思辨的生理学家,和解剖学家、生物学家一样常依据上述的理由,提出反对在生物身上进行实验。他们承认"生命力"与物理化学的力量相反,它支配一切生命现象,使这些现象服从完全特殊的规律,并使生物自成为有机的整体,实验者不能动手碰它,否则就会毁坏生命的特征。他们甚至这样说:从这个观点看,生物与无机物是根本不同的,因此实验只能用在无机物,而不适用于生物。居维埃就是持这种意见中的一个人,他认为生物学只应是一种观察的科学,从解剖学推理的科学。因此,他说:"一个生物中的各部分是相互联系的,部分的活动牵连着整体的活动,要从整体中分离出一部分来,等于将这一部分送进死的物质堆里去,也就是完全改变了生命的本质。"①

　　如果上面所举的意见可以成立,我们势必要承认:要么生命现象中不可能有决定论,那简直就是否定了生物科学;要么承认生命力应当通过特殊的方法研究,生物科学应当建立在与无机物科学不同的原理上。这样的意见从前曾盛行过,无疑今天已经站不住脚了。然而我们还得努力铲除它们的最后根苗,因为某些人的思想里还残存着这种所谓活力论者的观念,这是构成实验医学发展的真正障碍。

　　因为,我建议生命现象的科学只能以无机物现象的科学作为基础,别无其他基础。并且生物科学与物理化学的原理在这方面毫无区别。事实上,我们在前面已经说过,推荐采用实验方法的目的到处都是一样的,都是用实验使自然现象和它们的存在条件,或

---

①　居维埃(Cuvier),《致 Mertrud J.C.的通信》,第 5 页,第 8 行。

它们的近因联系起来。在生物学中，一旦这些条件被认识，生理学家便可以操纵生命现象的表现形式，正如物理学家、化学家可以操纵他们已经发现规律的自然现象一样，而且为达到这一目的，实验者将不会影响生命。

不过，任何科学领域中，都存在一种绝对的必然性。因为，每一种现象都与物理化学条件有必然的联系。科学家可以任意变更这些条件，以掌握现象，也就是说，他可以阻止或促成现象的表现形式。对于这一点，无机物的研究中已没有任何人反对，我要证明的是，对于生物体的研究也一样，也存在必然性。

第二节　生物体特性的表现与某些支配其产生的理化现象的存在有关

无机物的特性表现与环境的温度和湿度条件有关，实验者通过它们作介质可直接掌握无机物的现象。然而，乍看起来，生物体受周围理化影响似乎不敏感；其实，这是一种错觉，误认为动物自身具备表现生命现象必需的温度和湿度等条件。由此得出结论：无机物受环境条件所控制，所以随条件变化而变化；而生物体却相反，它的表现独立而且自由，它似乎受一种支配它的一切行动的内在力量所激励，不随环境的物理化学条件的变化和扰乱所影响。就是因为这一点：生物体的表现与无机物的表现极不类同，致使所谓活力论者的生理学家认为生物体内具备一种生命力，这种力不停地和环境的物理化学力量作斗争，并且克服物理化学力量对生命组织的摧毁作用。从这种观点看，生命的表现似乎取决于这种特殊生命力的自发作用,而无机物的表现则是环境的物理化学的条件或影响的必然结果。但是,如果我们对此多加思索,就会马上看到这种生物体的自发性不过是纯粹的表面现象,其实是完全确定的环境条件的某种机制的结果。因此不难证明,生物体与无机物两者现象的表现,同样都受与纯物理化学条件有联系的确定的必然性所控制。

首先,我们注意到,生物在环境中的这种独立性似乎只出现在复杂的高级结构中。缩小到单细胞结构的低级生物,例如纤毛虫,就没有真正的独立性。这类生物只能在合适的外界湿度、光线、温度的影响下才能表现出它们的生命特性,一旦这些生活条件中缺少一个或几个,生命的表现也就随之结束,因为物理化学现象相应地停止了。植物的生命现象按其表现同样也与环境的温度、湿度和光线的条件有关。甚至一般的凉血动物也一样,生命现象也同样随条件的变化作出冬眠或活跃的反应。然而,在生物中,这些引起促进或迟缓生命现象的影响,恰恰也和引起无机物促进或迟缓的物理化学现象表现的影响一样。所以按活力论的观点看生命的与物理化学的表现条件之间,两者不可相提并论,无可比拟。相反,我们应当认为,两种现象之间有完全类似之处,且有直接和必然的关系。只有温血动物在机体条件与环境条件之间似乎有一种独立性。确实,在这类动物中,生命现象的表现不再随环境条件的变化而交替和变化,似乎有一种内在的力量足以对抗这种变化,而且可以维持生命机能的平衡。但是,归根结蒂,并不是这种情形。理由很简单,据我们研究,温血动物的体内环境有一种较完整的保护机制,可以轻易平衡体外环境,除非这种机体的内环境保护系统经受不住体外条件变化,否则,体外影响决不会使机体的机能发生什么变化和扰乱。

第三节　高等动物的生理现象在完善的
而具有确定理化特性的有机体的
内环境中运行

为了明白在生物上应用实验方法,十分重要的事是要确信我们现在正在发展的一些基本概念。当我们研究一个活的高等动物,也就是说复杂的生物,当我们观察它在一般大气环境和各种共同的自然现象中完成各种不同机能时,似乎发现这种环境中有某种限度的独立性。但是,我们简单地得出这种表面印象的错误在于把生命现象看得过于简单。我们看到的这种生物的外表现象其实是极其复杂的。这种现象事实上是细胞的一套内部特性的结果,而这些细胞的表现是与它们所处的内环境中的理化条件密切相关的。我们的肉眼只能观察体外环境,却不能解释体内环境。可是生命现象的真实解释在于研究和认识构成生物体的细胞的最细小、最灵巧的微粒。这个观念,很早已经由许多著名生理学家指明过,现在随着生物科学的进展逐渐显得更真实了。此外,我们还要懂得,这些有机的精巧的微粒只有通过我们应当研究和认识的精微环境与必要的物理化学关系才能表现出它们的生命活性。否则,如果我们只注意外表可见的笼统现象,必将错误地相信生物内有一种固有的力量,它可以违背大气环境中的物理化学定律:如同一个无知的人一样,会相信在一架翱翔天空或奔驰地面的机器内有一种可以克服万有引力定律的特殊力量。然而,活的机体只是一架具有最优良性能的奇妙机器,它靠一组最精微、最复杂的机械来驱动。在自然界内没有彼此对抗、相互斗争的力量,只有各种力量之间的正常与混乱、协调与不协调的关系。

对于无机物的实验,我们只要注意一种环境,即外围的大气环境;至于对高级生物的实验,我们至少要考虑两种环境:即外围环境或体外环境,内部环境或体内环境。我每年在理学院讲授生理学课程时,都阐述关于机体的这两种环境的新观念,我认为它们是普通生理学的基础,当然也是普通病理学的基础。这些同样的概念指导我们将实验方法应用到生物研究上去。因为我已经阐述过,正是体内环境具有复杂性,所以形成了我们在实验测定生命现象时和在应用可能的方法变更现象时遇到的重大困难的唯一原因。①

物理学家与化学家在作无机物实验时,只要注意外界环境就可以了,他们借助温度计、气压表,以及其他各种观察和测量外界环境特性的仪器,可以永远处在同一条件下工作。对于生理学家来说,这些仪器就不够用,他还必须能使仪器适合于实验对象的体内环境里的工作。事实上,正是这个生物的体内环境总是与细胞的正常的或病理的生命表现发生直接的关系。生物越高级,构造越复杂,细胞越精细,它需要的体内环境也更完善。一切体内流动的液体:血液和各种体液真正构成体内环境。

---

① 克洛德·贝尔纳,"神经系统的生理学和病理学的教程",开学讲话,1856年12月17日,巴黎,1858年版,第1卷。"实验病理学讲义"(《医学时报》,1860年)。

一切生物的体内环境原是生物机体的产物,它与体外环境保持必须的交换和平衡:可是随着生物构造的进化,体内环境逐渐趋向特殊化,逐渐与体外环境隔离。在植物界和凉血动物中,正如我们已经说过,这种内外环境的隔离比温血动物还不完全,在温血动物内,血液保持一定的成分和近似的恒温。不过,这种不同条件不能构成不同生物间在性质上的差别,它们只是用来改善环境的保护和隔离机构。动物生命表现上的变化,无非由于它体内环境的理化条件出现了变化,如某一哺乳动物,或由于自然的冬眠现象,或由于神经系统的某些损伤,它的血液温度降低了,这种情形简直完全像一只凉血动物的组织性能一样。

总之,据上所述,我们可以产生一种观念,即生命现象具有异乎寻常的复杂性,而且当一位生理学家确实想下决心要在生物体内或体内环境里作实验时会遇到几乎不可克服的困难。虽然如此,只要我们坚信我们走的道路是正确的,这种阻碍就吓不倒我们。事实上,所有的生命现象中都有绝对的决定论。只要还有生物科学,我们致力的一切研究决不会徒劳无益。普通生理学是基础的生物科学,其他门类的研究都循此探索,它的课题是着力于测定生命现象的基本条件。病理学与治疗学也同样建立在此一共同基础上。正是由于细胞活动正常,生命就会呈现健康的状态;同样的,细胞活动不正常,就是疾病的特征。然后,医疗对细胞起作用则是通过某些毒物或药物改善机体内环境的条件。为要解决这类不同的问题,我们必须逐步分析研究整个机体的各个部分,如同拆散一台机器是为了了解和研究该机器的各种齿轮;也就是说在机体的各部分做实验之前,必须在各器官系统上先做实验。所以要不断分析和研究生命现象,如同物理学家和化学家用同样实验方法分析无机物现象一样。生命现象的复杂性产生的困难,只体现在实验方法的应用上,因为说到底,实验方法的目的和原理总是完全一样的。

第四节　实验的目的对于研究生物与无机物的现象完全一致

如果生物学家与物理化学家的区别在于一个是研究无机物表现的现象,而另一个则是研究有生命的物质所完成的现象。然而,他们想要达到的目的却毫无区别。实际上,两者都是为了一个共同的目标:研究现象的近因。我们称为某一现象的近因只是指现象存在或表现的物理和物质的条件,而不是其他情况。所以,实验方法的目的,或一切科学研究的最终结果,无论对生物或无机物都完全一致,都是力求得出任何一种现象与它的近因的关系。换句话说,就是确定此一现象表现的必要条件。事实上,当实验者认识到这种条件的存在时,就某种程度说,他就成为这一现象的支配者;他可以预见它的行动和它的表现,可以任意促成或阻止它的实现。这时,实验者的目的已达到,他运用科学,扩大了他对某一种自然现象的权力。

因此我们可以给生理学下个定义:生理学是一门科学,其目的在于研究生物的现象,并"确定"它们表现的物质条件。只有用实验或分析的方法,我们才能达到这种确定现象的条件的结果,对于生物或无机物都一样,因为我们在任何科学领域里做实验都是同样的推理。

对于实验生理学者来说，没有"唯心主义"与"唯物主义"之分。这些是自然哲学派争论的名词，现在已经过时了，因为随着科学的进步而失掉了意义。我们从来不关心精神与物质之争，如果这里合适，我不难证明两方面都是不科学的，从而这种争论的结果都是徒劳无功的。对于我们来说，只有现象要研究，现象表现的物质条件要认识，这些表现的规律要确定。

一切现象的最初原因，不属于科学研究的范围，我们永远不会知道，无论对于生物或无机物都一样。实验方法必然扭转研究生命起源的幻想，没有生命力，也就没有无机物力；或者说有生命力，也就有无机物力。我们应用力这个字只是一种抽象的术语，是为了语言上说明方便。对于机械师来说，"力"是一种运动和它的原因的关系。对于物理学家、化学家和生理学家来说，其实意义是一样的。我们面前一切事物的本质是永远无法知道的，我们只能认识这些事物的关系，现象只是这些关系的结果。呈现在我们面前的生物的特性也只是有机的相互关系。例如"唾液腺"的存在，只是因为它与消化系统的关系，还因为它的组织成分彼此之间以及它和血液之间的某种关系，假如我们在思想上没有机体各成分彼此之间的这些关系，唾液腺这词也就不再存在了。

规律告诉我们从果到因的数字关系，这里就是科学的最终目的。当我们掌握了某一现象的规律，我们不仅认识到它存在条件的绝对决定论，并且还知道它的各种变异方式的相对关系，以致我们可以预料这种现象在各种确定条件下的变化。

由此类推，我们还要补充一句，生理学家或医生不应当去设想他们还在寻求生命的原因，或者疾病的本质。这样就无异于白费时间去追寻幽灵。生、死、健康、疾病这一套名词，本身毫无客观的现实性。这些只是习用的术语，因为它们在我们思想里代表某种现象的外表。这里我们应当模仿物理学家并同意牛顿对于地心引力的说法："一切物体的下落均依一种已知定律作加速运动进行：事实如此，实情亦如此。可是使物体坠落的最初原因是绝对地不知道。为了便于说明这一现象，我们可以说物体的坠落，仿佛有一种引力使之向地心运动。可是引力并不存在，或者我们看不见，这只是一个省略文字的名词。"同样，一个生理学家采用"生命"或"生命力"这样的名词，他也没有看见它，他只是说出一个名词；只有生命现象及其物质条件是存在的，这才是唯一可研究和可认识的事物。

总之，科学的目的到处都相同，就是认识现象的物质条件。可是，尽管理化科学与生物科学的目的相同，但生物科学要达到目的困难很多，因为在这门科学中遇到的现象复杂而多变。

第五节　生物界与无机物界自然现象的存在条件都具有绝对的必然性

我们必须承认如下的一条实验定理："生物界与无机物界一切现象的存在条件都具有绝对的必然性。"换句话说，一种现象的条件一经认识并完善之后，这一现象就会按实验者的意志永远地、必然地重复产生。如果这一个前提可以否认，那就无异于否认了科学本身。事实上科学只是研究事物的必然性与必然的可能性，所以我们必须承认在相同的条件之下，一切的现象都相同这一定理，反之，一旦条件不同了，现象也就不再相同。这是一个原理，是绝对的，无论无机现象或生命现象都一样，而且不管产生什么观念，生命的影响都不能变更分毫。因此，正如我们上面所说，所谓"生命力"是指推动生命的最初原因，像一切事物的最初原因一样，有关这方面的情况我们完全不知道。无论我们承认还是不承认这个力与支配无机现象表现的力是否有根本的不同，那都不重要，但是我们必须承认生命现象受一种必然性的支配，不承认这一点，这种力便是一种没有规律的盲目的力，这是不可能的。由此得出结论：生命现象有它特殊的规律，因为构成它存在的条件，或促成它表现的各种情况中有严格的必然性。其实这是同一回事。然而，我们一再重申只有借助实验，我们才能够达到像无机现象一样认识生物现象的这些条件，之后，我们才能支配这些现象。

上面所说的一切道理对于研究理化科学的人似乎非常粗浅简单。可是，在生物学家，尤其是医生中间，有些人以所谓"活力论"之名对这个我们关心的问题发表极其错误的观念。他们以为研究生命物质的现象和研究无机物质的现象毫无关系。他们把生命看作是一种神秘的、超自然的力量，一旦从必然性解放出来，可以任意行动。他们称一切致力于把生命现象带到确定的生理和理化条件研究的人为唯物主义者。这些都是错误的观念，这种观念一旦在思想里生根是轻易不能拔去的，只有科学的进步才可以清除它。然而我们指出的活力论的观念，简直是一种医学上的迷信，超自然的信仰。目前医学上的这种来源于占卜术的迷信，我们称为活力论或者其他说法，它会助长无知和产生一种无意义的江湖骗术，这就是说自以为生来就有的科学,超自然的迷信。相反,肯定生命现象有绝对必然性的意见,却可以达到真正的科学,并且使我们由于认识到自己知识的浅薄和科学研究的困难而抱虚怀若谷的态度。因此,这种意见本身就会激励我们去努力学习,而且最终只有这样,科学才会得到进步。

如果活力论者只认为生物表现的现象在无机物界不存在,因而是生物界特有的,那我可以同意他们的意见。事实上,我承认生命现象不能单靠已知的无机物的理化现象就可以解释清楚。以后我要进一步说明理化科学在生物学上的作用,但是这里我只要说的是,如果生命现象在复杂性和表面上不同于无机现象的话,那么它们只能根据自己所特有的已确定的或可能确定的条件来显示种种差异。所以,如果生物学在它们特殊的规律上与我们对它们的解释上不同于其他科学的话,那么在科学方法上则没有什么区别。生物学应从理化科学中吸取实验方法,但要保留自己的特殊现象和固有规律。

生物界和无机界一样,规律是不变的,并且这些规律支配的现象是由一种必然的、绝对的必然性和它们的存在条件联系着。我在这里使用决定论一词,比有的人有时采用宿命论一词表达同一观念更加合适。必然性一词应当成为实验医学家对于生命现象条件的一条公认的原理。假使他理解这条原理是真理,他就会放弃自己一切超自然的解释;他就会对生物学也受固定的规律控制确信不疑,同时他就有可靠的标准来判断生命现象中多变而且矛盾的表面情形。事实上,从规律不可变更的这一原理出发,实验者可以确定:只要现象是在同样条件下观察到的,就决不会互相矛盾;

并且他知道如果现象发生变化,那必定是由于其他条件的干涉或干扰,将这些现象遮蔽或变更了。此时,他应当竭力认识产生这些变化的条件,因为世界上绝没有无原因的结果。必然性因此就成为一切科学的进步和批判的基础。如果我们重复作某种实验而得出一些不一致或甚至矛盾的结果时,我们决不应当认为是例外或真正的矛盾,这是反科学的态度;我们得出唯一的、必然的结论是:产生现象的条件不同,只是当前能或不能对它们加以解释的问题。

我说承认例外是反科学的态度;确实,只要认识规律了,本来就不该有例外。例外的说法,正如其他说法一样,只是某种情况的必然性当时尚未被我们所知道而已。我们每天听到医生们使用像"大概"、"往往"、"通常"等这样的名词;或者用数字表示,如说"十有八九事情是这样产生的";我还从老医生的嘴里听说过:"永远"、"决不"这样的字眼应当从医学里涂去。如果把这种说法看作是我们现在或多或少还不知道的、与现象出现的确切存在条件有关的经验上的大概说法,我倒也并不严格地责备使用这类词。但是有的医生似乎干脆就认定例外是必须的;他们仿佛真相信有一种生命力可以任意阻止事物永远相同地发生,以致相信例外的情形就是这种神秘的生命力本身作用的结果。这种观念是不通的;我们现在所称的例外,仅仅是一个或几个条件还没有弄明白的现象。如果我们说的现象的存在条件被认识和确定了,就不再有例外;医学和其他科学都一样,不再有例外了。例如:从前我们可以说,有时疥疮可以医好,有时疥疮医不好;而现在可以说,我们找到这种病的确切病因,我们就可以"永远"医好它。又如,从前我们可以说,一股神经的创伤,有时引起感觉的麻痹,有时引起运动的瘫痪;

但是现在我们知道,脊髓神经前根的创伤只会引起相关部分运动的瘫痪,而且必然地、"永远地"是运动的瘫痪,因为这因果条件已经由实验者准确地确定了。

对于现象的必然性的信念,无论是对于他人的工作,或者对自己的工作,同样应当成为实验批判的基础。事实上,只要条件相同,一种现象的表现永远一致;只要条件存在,现象决不会消失,同样,条件不存在,现象也就不会出现。所以,一个实验者在他自信确定了的条件下做过一种实验后,他在一系列新的研究中没得到他第一次观察时出现的结果;再做同样实验时,采取新的谨慎措施后,他还会发现,他再找不到第一次取得的结果,而遇到另一种完全不同的结果。在这种情况下该怎么办?是否应当承认这些事实是不可能确定的呢?显然不对,因为这是不可能的。只简单承认我们自认为认识的实验条件不是这样还不够。应当更准确地研究、寻求和确定实验的条件,因为事实不会彼此相反,只能是还未确定。事实决不会互不相容,而只能根据它们所处的不同条件加以解释。因此,一个实验者决不能因为他再找不着某一种事实的这一点为理由,就不承认他见过的或观察到的那一事实。在本书第三篇中,我们将列举一些例证,说明我们刚才指出的实验批判的原则在实际中的应用。

第六节　生物科学也像理化科学一样,为了掌握现象的必然性,必须使现象回到确定和尽可能简单的实验条件中去

一种自然现象只是一种联系或关系的表现,所以必须至少具

备两个物体才能完成它的表现。因此,始终要考虑的是:(一)作用或表现现象的物体;(二)与第一个物体有关的担任环境角色的另一个物体。我们无法想象自然界里有绝对隔离的物体,不可能有这种事实,因为在这种情况下,任何关系将不表现其存在。

在自然界向我们所呈现的现象关系中,总是存在某种程度的复杂性。从这种关系上看,无机现象的复杂性比生命现象差得远;所以研究无机物的科学比较快地建立起来。而生物现象具有高度的复杂性,此外生命特性的活性对它们更难于把握和确定。

生命物质的特性只有通过与无机物特性的比较才能认识;由此可知,生物科学应当以理化科学为必要的基础,从中借用其研究手段和分析方法。这也就是从事生命现象研究的科学的落后性与依赖性的必然理由。但是,即使这种现象的复杂性会造成很大的障碍,我们也不应感到惊恐;因为毕竟如我们说过的那样,只要我们不否认生物学是一门科学,科学的原理到处都相同。所以我们可以自信是在研究的正道上前进,我们应当与时俱进以达到我们所追求的科学成果,换句话说,掌握生命现象的必然性。

只有依靠"实验分析"这条唯一的道路,我们才能认识现象的确定的、基本的条件。这种分析就是将一切复杂的现象连续地分解成越来越简单的现象,如果可能的话,最后将它们分成两个基本条件。事实上,实验科学对某种现象只考虑它产生所必需的唯一的确定条件。物理学家在力学和数学、物理中寻求以某种方式来表现这种理想的条件。化学家逐步分析各种复杂的物质,并以此获取单质或确定的化学物质(直接提纯物),从而得到某一现象的基本的或不可再分的条件。同样,生物学家也应当分析复杂的有机体,并且在当时科学状态下把生命现象引导到不可再分的条件中去。生理学与实验医学别无其他目的。

所以,生理学家与医学家,像物理学家和化学家一样,每逢遇到复杂的问题时,应当把整个问题分析为若干越分越简单、越分越确定的局部问题。这样,他们将现象引到尽可能简单的物质条件之下,从而采用更加容易和更加可靠的实验方法。所有的分析科学都是分解现象,为的是能更好地做实验。物理学家和化学家都是沿着这条道路终于把表面极其复杂的现象分解为非常确定的物质,各具简单的特性。生理学家应当遵循这条同样的分析道路,能够分析某个复杂机体的全部生命现象,将它们引用到某些器官,并将这些器官的作用引用到已很好确定的机体的各组织或各细胞的特性上去。这就是古希腊时代盖伦提出的解剖生理实验分析方法,无疑的,直到现在仍是组织学探索的课题,当然已越来越接近于应达到的目的了。

尽管生物学家可以达到分解生命物质为简单的化学元素或单质的地步,可是这些并不构成生理学家研究的化学元素。在这一点上,生理学家更像物理学家而不是像化学家,因为他特别着意于确定各种物质的特性,而较少注意它的化学元素构成。在现阶段科学状况下,个体的生命特性与他们化学构造之间还不建立任何关系,因为各组织与各器官具有各不相同的特性,从它们的化学元素结构的观点来看有时是模糊不清的。化学对于生理学家有十分特别的用处,它为生理学家提供分离和研究直接提纯物的手段,这些提纯物是生命现象中起着重要作用的真正的有机物。

生物体内有机的直接提纯物虽然在它们的特性中都已确定,

但还不是生命现象的积极元素；它们可以说只是生物体内形成的像无机物质一样的某些消极元素。对生理学家说真正积极的元素是我们称为解剖学或组织学的元素。这些元素和有机的直接提纯物在化学构造上还不是最简单的，但是，从生理学考虑，这已经是最小的了。在某种意义上说，它们具有如我们所知的最简单的生命特性，即一旦这部分有机元素遭到毁坏，生命特性就完全消失了。此外，我们所有关于这些元素的想法与目前我们的认识水平有关，因为可以肯定这些组织学上的元素比细胞或纤维的状态还要复杂。所以许多生物学家不愿意给它们取名"元素"，而建议称它们为"元素机体"。像这样的名称其实是比较合适的：我们完全可以假想一具复杂的机体好像由一组不同元素机体构成，它们以各种方式互相联接，互相结合，首先组成各种组织，再由组织组成各种器官，解剖器官本身也只是各类生物内以无穷的变异方式组合成的各种器官的总和。所以当我们分析了一个机体的复杂表现时，我们应当分析这些复杂的现象，并把它们引导到元素机体所有的某些简单特性中去，然后按此思想再重新综合为整个机体，先从这些元素机体作单个的组合考察，再注意其互相的关系。

　　当物理学家、化学家，或者生理学家，用连续的实验分析法，在目前科学状态下，完成了确定现象的不可再分的元素任务以后，这个科学问题已最简单化了，但是问题的性质没有因此而改变，科学家并没有更接近事物本质的绝对认识。不过，他获得了他应当真正获得的东西：即认识了现象存在的条件，以及确定了存在于表现特性的各物体和这种表现的近因之间的确定关系。生物科学分析的目的，和理化科学一样，其实是尽可能地确定和剖析每一现象表现的条件。我们对自然现象能施加影响，只是因为可以模仿自然存在的条件，而且这些条件越是在事先详细地被分析过，并且分解为最简单的状态，我们才可以越加容易地对这些条件起作用。因此，真正的科学只有在现象的性质完全确定了，物质条件的关系严格决定了的时候，才能成立，换句话说，认识了规律。在此以前，只有摸索和"经验论"。

第七节　生物和无机物一样，它的现象永远具备双重的存在条件

对我们周围发生的一切作最肤浅的研究都会向我们指出，一切自然现象都是由于各种物体相互作用的结果。我们永远要观察表现现象的"物体"和"决定"或促成该物体表现其特性的外部状况或"环境"。这些条件的结合是现象表现必不可少的。如果我们取消了环境，现象也就消失；同样，如果取消了物体，现象也无从产生。生命的现象也像无机物的现象一样，向我们显示这种双重的存在条件。我们一方面有实现生命现象的"机体"，另一方面像无机物一样，要有表现生物现象所必需的各种"大气环境"的条件。生命的条件既不存在于机体，也不存在于外部环境，但是它却存在于两者的同时结合。事实上，如果我们取消或毁坏了机体，尽管环境依旧，生命也就停止；另一方面，如果我们取消或恶化了环境，尽管机体完好无损，生命也同样消失。

这样，呈现在我们眼前的现象，似乎是某个物体和它的"环境"发生关系或接触的简单结果。事实上，如果我们从思想上绝对地

孤立某一个物体，那也就无异于消灭这个物体；相反，如果我们增强它与外部环境的关系，我们也就增添它的特性。

所以，现象就是确定的物体之间的关系。我们总是设想这些关系是物质以外的"力"的结果，因为我们不能绝对地把这种力固定在某一单独的物体内。对于物理学家来说，万有引力只是一个抽象的概念，这种力的具体表现要求有两个物体的存在，如果只有一个物体，我们就想象不出引力了。例如电是铜和锌在某种化学条件下作用的结果。但是如果我们取消了这些物质的关系，电既是一个抽象观念，本身也就不存在了，停止了表现。同样，生命是机体与环境接触的结果，我们不能只从单独的机体身上了解它，也不能只从单独的环境上了解它。因为，同样是一种抽象观念，也就是说，它在我们面前显得是一种物质之外的力。

但是，不管自然力的物质性质如何，它也都不能改变实验者的方向。对他来讲，问题只在于确定现象产生的物质条件。这些条件被认识以后，实验者对它们无论实施与否，都可以控制得住这种现象，也就是说，他可以随意使它产生或消失。既然物理学家和化学家可以这样控制无机物，所以生理学家也可以同样支配生命现象。不过乍一看去，生物似乎可以摆脱实验者的控制。我们看到高等动物可以不管大气环境的变化如何，仍然很规律地表现它的生命现象；另一方面，我们看到某个机体的生命经过某一段时间突然停止了，而我们不能在它的外围环境里找到死亡的理由。但是，我们已经说过，这实在是一种错觉，是对于生命现象的条件肤浅而不完善的分析的结果。古代的科学只能设想外部环境；而为了建立实验生物学，则还要设想"内部环境"。我相信，我是清楚明白地阐明这一观念的第一个人,而且坚持要人们更好地懂得在生物实验上应用这一观念。另一方面,体外环境既然侵入体内环境,我们认识了后者,自然也就认识了前者的一切影响。我们只有通过体内环境才可以显示出体外环境的影响来,由此可见,体外环境的认识并不能使我们认识体内环境产生的和它特有的作用。一般的大气环境是生物和无机物所公有的,而机体自身所创造的体内环境则是各个生物所独有的。不过,只有这体内环境才是真正的"生理的环境",这才是生理学家和医学家必须研究和认识的事物,因为通过它的媒介,他们才能对细胞施展影响,而细胞才是生命现象唯一的有效因素。但是,这些细胞尽管隐藏在深处,却与体外环境发生关系,它们总是在体外环境的条件下生活,可是这些条件靠机体活动来改进和调节。机体只是一台活机器,它的构造方式一方面允许体外大气环境与体内有机环境自由沟通,另一方面它又具备有机元素的保护性的机能,使各细胞能够不断地储存养料,并且永远不息地维持生命活动所必需的湿度、热量和其他的条件。疾病和死亡无非是调整影响激活细胞生命的这一套机构扰乱和崩溃了。体外大气条件的恶化,如像毒液或毒气,也只有在这些毒素到达了体内环境,并与各个细胞发生接触的条件下,才能致生物于死亡。总之,生命现象只是生物机体的各细胞与"体内生理环境"发生接触的结果。这就是全部实验医学的中心枢纽。认识了这体内环境里面各细胞生理表现的常态的与变态的各种条件,生理学家或医学家才使自己成为生命现象的支配者;因为除去条件复杂性之外,生命表现的现象和理化现象一样,就是活动的物体与物体在其中活动的环境相互接触的结果。

第八节　生物科学和理化科学一样,都具有现象的必然性,因为生物和无机物一样,都没有任何自发性

总之,生命的研究包含两件事:(一)细胞特性的研究;(二)有机环境的研究,也就是说,可以表现生命活动的环境条件的研究。生理学、病理学与治疗学都建立在这双重认识上;除此以外,就没有科学的医学,也不会有真正的有效的治疗科学。

在活的复杂的有机体里有三种物质需要辨别清楚:(一)化学性的单质元素;(二)各种有机的与无机的物质;(三)有机结构的细胞。今天化学已知的约有七十种单质元素,其中只有十六种参与最复杂的机体构造,例如人体。但这十六种元素大致都以相互的化合物方式构成机体的各种液态的、固态的或气态的物质,而氧与氮以溶解在机体液体中的方式存在,并且以原质的状态在生物体内表现其作用。有些无机物质(如钙、磷酸盐、氯、硫酸盐等)在生物体内作为基本的构成成分,但它们直接和完全现成地取之于外界。有些有机物质同样是生物的构成成分,但它们不是从外界取得,而是由动、植物机体制造而成:例如淀粉、糖类、脂肪、蛋白质等等。从生物体内提取出这些物质仍保留其特性,因为它们不是活的物质,而不具有活的、有生命的结构,只是"机体"的有机产物。只有第三类物质,即细胞才是有机结构的活的物质。这一部分具有"应激性",一遇外界各种刺激就表现特有的生物特征。它们活着,能代谢,能增殖并能保留其特性。因此,一旦它们脱离了生物

的完整机体,就必然或多或少会迅速地丧失它们的"生命力"。

虽然在生物体内这三类物质彼此功能各不相同,可是它们都能随外界的各种刺激,如热、光、电等,呈现出某些理化反应;但是活的细胞还有"应激性",也就是说,遇有某些刺激,会特殊地呈现出活的物质所具有的性能:例如肌肉的收缩、神经的传导、腺体的分泌等。但是无论这三种反应现象变化如何,无论反应的性质是理化的,还是生命的,它都决不会有自发性。一切现象都是外来理化刺激对这些会反应的物质施加影响的结果。

每种确定的物质,无论是有机的或是无机的,都是独立的,即各自具有它的特性,并且都会表现它的独立的作用。虽然如此,每种物质都是无活力的,即都不能独立地运动,因而总要与另一物体发生关系,接受它的刺激。因此,在宇宙中无机界的任何物质都是十分稳定的,并且只有在它所处的环境由于受到自然条件或实验影响而发生重大改变时,它才能变更自己原来的状态。动物或植物,生物界创造的有机产物,虽然比较不稳定,容易变化得多,但还是无活性的,它们只有受到外来因素的影响,才会表现出自己的特性。最后,论到生物基本元素的细胞虽然最容易变化和最不稳定,但仍然是无活性的,即不受外来影响的刺激不能表现它的生命特性。例如:一束肌肉纤维具有它特有的自行收缩的生命特性,但有生命的肌肉纤维不等于具有活性,就是说环境条件或内部条件不变更,它不会表现出功能,也不会收缩。这一束肌肉纤维必须经由血液或神经方面传导而来的外界刺激对它引起的变化才能表现收缩的现象。对于其他各种组织细胞,如神经细胞、腺细胞、血液细胞等情形也都一样。所以,生物体内各个活的单位相互间起着刺激作用,整个机体的机能表现无非就是各单位间相互影响的协调关系的体现。同时各组织成分或单独反应,或相互影响,体现出与环境的理化条件有必然关系的生命的特性,其关系之密切,使我们可以说:用生物体内理化现象的强度能测量出生命现象的强度来。因此,正如我们以前已经说过,不应当认为生命现象和理化现象之间存在一种"对立现象",而恰恰相反,应当认为在这两种现象之间存在一种完全和必然的"平行现象"。总之,生命物质和无机物质一样,都不能自己表现活动和运动。一切物质的变化假设都是由一种新的关系,即某种外来条件或影响的干涉所产生的。因此,科学家的作用就在于尽力确定和决定每一种现象表现产生的物质条件。一旦认识条件了,实验者就成为现象的主宰,也就是说他可以随意控制物质运动的产生或消失。

以上所论,对于生物现象和无机物现象同样都是绝对的。不过,对于高等动物的复杂组织,生物学家和医学家不要研究生物整个机体与外界大气环境之间的关系,而应当研究机体的内环境条件下生命现象的刺激物。事实上,从外界环境考虑,人体和高等动物的机能使我们不依赖外界环境的理化条件而感到自由,因为真正的刺激物存在于体内液态环境里。我们从表面看到的生命现象只是体内环境理化刺激的结果。生理学家应当在这里证实生命机能的真正的必然性。

因此,生命机器是通过下述方式创造和构成的:生命机器的性能越精细,它对体外大气环境越自由。可是,必然性却最绝对地总是存在于生命机器的体内环境里,由于这同一机体的性能越精细,体内环境就与体外环境越隔绝。这台生命机器能够维持它的运转,正因为它的内部机构通过不断地活动和再生力量来补偿它功能活动所引起的损耗。人类智慧所制造的机器,尽管粗糙得多,也是同样道理。例如,一台蒸汽发动机,由于不受外界冷、热、燥、湿等的影响,能独立于理化条件连续工作。但是对一位精于机器内部环境的物理学家来说,他发现这种独立活动只是表面的表现,并且知道这一台机器内部每一个齿轮的活动都由绝对的物理条件所决定,物理学家了解它的规律。同样,对于一位生理学家来说,假如他能深入了解一台生命机器的内部环境,他从中就能探索到生物科学的真正基础,即绝对必然性。

第九节　我们对于生物现象的认识和无机物现象的认识一样,都有某种限度

人类思想的本性总是引导我们去追求事物的本质或"原因"。在这一点上,我们针对的目的远远超过了我们所能达到的目的。因为经验立即告诉我们,我们不能超越"怎么样"的范围,也就是说,不能越出近因的范围或现象存在的条件。由此可见,我们的认识有某种限度,这种情形对于生物科学和对于理化科学都是一样的。

当我们通过一系列的分析,找到了某种现象的近因,并且确定了它表现的条件和简单的状况后,我们就已达到我们不能再超越的科学目的。当我们知道水和水的特性是由于氢和氧按某种比例化合而成以后,我们算是知道了有关这个题目我们所能知道的一

切，这是对于事物是"怎么样"的回答，而不是"为什么"的解答。我们知道水是怎么样形成的；但是"为什么"一个氧原子与两个氢原子就能组成一个水分子？我们一点都不知道。在医学上，医生们经常提出"为什么"的问题，也是一样地荒唐。戏剧家莫里哀也许为了嘲笑由于我们认识局限产生闭塞的这种倾向，才借他的剧中人，一位医生的口答复有人提出的鸦片为什么可以使人催眠的问题。他说："因为它含有催眠的性质，所以它就能催眠"。这个答案似乎是说笑话或荒唐的，可是这竟是唯一可能的答案。同样，如果要想回答如下这个问题：氢和氧组合为什么成水？那答案势必只有说：因为氢具有可以组合成水的特性。所以，荒唐可笑的是"为什么"这样的问题，因为这样的问题当然引起幼稚或可笑的答案。对于这样的问题，最好是答复不知道，我们认识的限度就在这里。

又如，在生理上，我们证明了一氧化碳致人于死是因为它比氧更容易和红血球结合，关于死因我们能知道的都明白了。实验告诉我们，生命缺少这一部分，氧不再能进入机体，因为和血球结合的一氧化碳不能被氧所代替了。但是为什么一氧化碳比氧与红血球的亲和力更强？为什么氧进入机体对于生命是必不可少的？这就是我们对现阶段科学认识的限度。即使假定我们还可以作进一步的实验分析，我们终究要碰到我们不得不注意的不明白的问题，而无法了解事物的最初原因。

我们还要补述一遍，只要某一现象的相对决定论确定了，我们的科学目的就算达到了。等到这个现象的诸条件的实验分析更深入一步，又给我们提供了新的认识，但是实际上仍然不能告诉我们决定现象的最初的根本性质。一个现象的存在条件并不能告诉我们关于它的性质的问题。当我们知道血液与脑神经细胞的理化接触是产生智慧现象所必需的,这就给我们指出了条件,但丝毫也不能使我们了解智慧的根本性质。同样,当我们知道摩擦或化学反应可以产生电,这就给我们指出了产生电的条件,可是,这丝毫也不能使我们了解电的根本性质。

所以,照我的意见,必须停止把生物现象和无机物现象之间的区别建立在只能认识生物现象的性质,而对无机物现象的性质一无所知上。说实在的,一切现象,无论它们是有生命的或无机的,它们的性质或本质我们是永远无法知道的。最简单的无机现象的本质在今天化学家或物理学家依然完全无知,正如智慧现象或任何其他的生命现象的本质对生理学家来讲完全无知一样。这是很容易明白的:任何一个最简单的现象的绝对的或根本的性质的认识要求对整个宇宙有所认识;因为很明显,一个宇宙现象就是这个宇宙的某种辐射,是整个宇宙和谐的一部分。生物界的绝对真理更难达到,因为,除了它要假设认识生物体外的整个宇宙以外,它也要求全面认识生物机体,正如我们早已说过,生物机体在大世界(宏观宇宙)里面自己形成一个小世界(微观宇宙)。因此,绝对认识丝毫也不能越出它的范围,这就假定要有无所不知的人才能达到。人类求知的途径正如它应当寻求这绝对的认识一样,永远不断地向自然发出"为什么"的追问就是证据。实在的,这种时而沮丧,时而复萌的希望,支持着,今后仍将永远支持着这种追求真理的强烈愿望,代代相传,永无休止。

我们的感情使我们刚一开头就相信,绝对真理可以获得,但是一经深入研究,使我们逐渐丢掉这些幻觉的奢望。科学正好具有一种精神威力，它告诉我们哪些是我们不知道的东西，要用理智和实验来代替感情，并且向我们明白地指出我们在现阶段的知识有局限性。但是科学又给了我们一种奇异的补偿，它抑制了我们感情上的骄傲，却增强了我们的力量。科学家推动实验分析，直到求得了某一现象的相对决定论为止，他无疑地会清楚看到他不知道现象的最初原因，但是，他已经成为这一现象的主宰者；尽管他不认识这种活动的工具，可是他能使用它。这道理放之一切实验科学而皆准，我们从中只可以获得相对的或局部的真理，并且只能认识现象的存在条件。可是这种认识就足够扩大我们控制自然的力量。我们能够产生或阻止现象的出现，尽管我们不知道它们的本质，由此我们可以控制它们的理化条件。我们不知道火、电、光的性质，可是我们能控制它们的现象为我所用。我们对生命的本质一无所知，可是一旦我们充分理解了生命现象的存在条件，我们仍可以控制它们。不过，掌握这些条件对于生物界比对于无机界更加复杂、更加精微得多，这就是两者的全部区别。

　　总之，如果我们求知的感情永远要提出"为什么"的问题，那么我们的理智会向我们指出，"怎么样"的问题才是我们力所理解的唯一问题；所以当前也只有"怎么样"的问题才能引起科学家与实验家的兴趣。如果我们不能知道"为什么"鸦片及其生物碱使人睡眠，那么我们可以知道催眠的机制，并且知道鸦片或其成分"怎么样"可以催眠。原来有一些活性物质一经与神经细胞接触之后，发生变化而促成睡眠。对于这种变化的认识就给我们指出产生睡眠或阻止睡眠的方法，于是我们就可以对这种现象起作用，并且可以随意控制这种现象。

　　所以，在我们能够求得的知识范围内，我们必须分辨清楚两组概念：一组是回答现象"原因"的概念，另一组是回答产生这种现象"方法"的概念。我们指的现象原因，就是它存在的不变的确定条件，也就是我们称为事物的相对决定论，或者是"怎么样"的事物；又可以说是现象的近因，或决定的原因。获得现象的方法就是一组各式各样的手段，依靠这些手段我们使实现这种现象的唯一的决定原因立即起作用。例如水形成的必然原因是两个氢原子与一个氧原子的组合，这就是永远决定现象的唯一原因。我们不能想象如果缺少这个基本条件会有水。至于形成水的手段或附加条件可以各式各样，不过，所有这些手段都会达到同样的结果：氢与氧按不变的比例组合。再举一个例子：假设我们想把淀粉转化为葡萄糖，有许多种的方法或手段可以达到，但实际上总有一个相同的原因，并且只有一个决定论产生这种现象。这原因就是在淀粉上另加一定量的水，使它转化。可是，水化可以有许多条件和许多方法：或者加酸、或者加热、或者借助于动植物性的酶，但是这一切手段最后都达到唯一的条件，就是淀粉的水化。所以决定论即现象的原因只有一个，尽管产生现象的方法可以有许多种，而且表面看去方法都很不相同。确定两者的区别非常重要，尤其是在医学上，这个问题最易混淆，确切地说因为医生们认为一种同样的病有许多种不同的原因。我们只须翻开任何一本病理学的书籍就可以相信我所说的情形。但是像他们所例举的情形，事实上并不是疾病的原因，至多是疾病产生的不同过程与方式。但是一种疾病实在而有效的原因却应当是"不变的"和决定的，就是说是唯一的，否则就等于否定医学是一门科学。固然生命现象的决定原因十分难于认识和确定,但是,尽管表面上使用的方法有多么不同,而决定性的原因是存在的。例如某些毒物的作用,我们看到不同的毒物都会引起组织细胞死亡。例如,肌肉质的凝固,其原因同样的、唯一的是必然性。同样,由于不同情况而造成的同一病症,其病理的作用必然是唯一的、确定的。总之,因果关系一致性的决定论是一条科学的公理,这一公理用于生命科学比起无机科学来更不能违背。

第十节　对于生物科学和对于无机物科学一样,实验者丝毫没有创造什么,他只是服从自然的规律

我们只有通过自然现象与产生现象的原因之间的关系,才能认识自然现象。不过,现象的"规律"无非就是以数字来说明这种关系,使我们能够预见在确定情况下的因果联系。天文学家依据观察建立了这种关系以后可以预测天空的现象;物理学家、化学家、生理学家依据观察和实验建立了同样的关系后,不仅可以预测自然现象,而且可以随意肯定和变更自然现象。只要他不越出实验给他指出的关系,也就是说规律,就能支配自然现象。

观察者只能观察自然现象,实验者只能变更自然现象,他绝对不能创造自然现象,也不能绝对地消灭自然现象,因为他不能变更自然规律。我们经常说,实验者的活动不是针对现象本身,而只是针对表现现象所必需的理化条件。现象只是这些条件之间的"关系"的说明。由此可得出结论,只要条件相同,关系也将永远不变,现象也就永远一样。一旦条件改变,关系随之不同,现象也相继变

化。总之，为了产生一种新的现象，实验者只实现新的条件，可是他并没有什么创造，既没创造才干，也没创造物质。十八世纪末科学界宣布了一个伟大的真理，就是自然界的物质既不生也不灭，我们眼前所看见的一切物质的不断变化，都是等量物质的转换。本世纪初，科学界又宣布了第二个真理，进一步证明，在某种意义上说也是对前一个真理的补充，就是自然界的能量一样也是既不生亦不灭，由此可知，宇宙中无穷变化的现象，也就是等能量的互相转换。关于生物与无机物之间能量是否有区别的问题，我留在以后再讨论。目前我只须说明上述的两大真理是普遍的真理，它们包括生命现象与无机现象在内。

　　一切现象无论属于什么类别，都依循不变的自然规律而可能存在，只要它们的存在条件一经实现，它们就必然表现出来。地球上存在的各式各样物质和生物都表现我们行星和大气中的宇宙条件与可以存在的生物和现象的和谐关系。别的宇宙条件下必然会产生另一个世界：那里一切现象一旦遇到它们的存在条件就会表现出来；在那里一切现象若不能在其中发展就会消灭。但是，我们在地球上想象的现象的无穷变化是怎样的呢？若将我们的想法移到一切宇宙条件中去，我们的想象力可能是幼稚的。我们永远都得承认一切都按照物理的、化学的和生物的规律进行，规律永恒地存在，只是我们并不知道而已；并且我们还得承认，宇宙中物质和能量均不生不灭，只有不同的关系产生，然后才有新的生物和新的现象创造出来。

　　当一个化学家创造了一种新的物体的时候，他不能因此夸耀说他创造了产生这个物体的规律。他只是实现了自然规律表现所要求的条件。对于有机物也一样，化学家和生理学家也只有服从自然规律，从事试验才能使新的生物出现，而绝不能变更自然规律。

人类无能变更全部宇宙的现象，也无能变更地球上的全部现象，但是人类获得的科学允许它力所能及地变更现象的条件。在无机界，人类在应用现代科学上已获得一种光辉表现的威力，虽然这种威力似乎还只是处在它的发展初期。应用于生物的实验科学，只要着手对生命现象的条件进行处理，应当也同样会收到变更这些现象的结果。但是在这一方面，由于生命现象条件的微妙，以及生物个体中各部分组成的复杂和相互密切关联，因而困难要多得多。也许因为这些缘故，人们永远也不能像处理无机物那样容易地去处理动物或植物。在生物方面，越是复杂的，即高等的动物，人类的威力要受到越多的限制。但是阻止生理学家表现威力的困难，并不在于生命现象的根本性质，而只是在于它们的复杂性。生理学家开始着手研究植物界和低级动物界的现象，这些现象与体外环境的关系比较密切。至于高级动物和人体，乍看去似乎可以忽视它的变化反应，因为它们似乎不受体外环境变化的直接影响。但是我们知道人体与高级动物的生命现象一样是和体内环境的理化条件密切相关。所以正是这体内环境，才应当成为我们首先探索并认识的对象，也正是这个体内环境才应当成为生理学和实验医学真正的活动天地。

第二章 生物实验专论

第一节 在生物机体中,要注意现象的和谐的整体

直到现在为止,我们所讨论的都是对于生物与无机物同样适用的实验原理;对于生物不同之点,只提到生物现象有更大的复杂性,这就使得实验分析和把握它的条件的决定论变得无比的困难。但是在生物现象中,还存在着现象之间所特有的相互联系,这一点我们应当提醒实验人员注意,因为,假使忽略了在研究生命基础中的生理学观点,即使我们实验成功,也会陷入最不正确的观点和最错误的结论中去。

我们在上一节中已经见到,实验方法的目的在于获得对于现象必然性的认识,无论对于生物或对于无机物都是一样。其次,我们又知道所谓现象的"必然性",也就是指的决定现象产生的"决定原因"或"近因"。从而我们就必然地认识现象的"存在条件",因此实验者就可以参加活动,以改变现象。所以我们不妨认为上面这些都是同一意义的不同说法,而"必然性"一词,就可概括所有这些说法。

自然，正如我们说过的那样，生命现象的研究，在实验科学方法上丝毫也不具有什么区别，在这方面生理学与理化科学都正好建立在相同的研究原理上。但是应当知道，生命现象的决定论，不仅是一种很复杂的决定论，而且又是一种配合和谐的决定论。因此，复杂的生理现象，由一系列比较简单的现象构成，它们相互影响，相互联合或相互配合，为了一个共同的最终目的。现在，生理学家的基本目标，就在于决定生理现象的基本条件，并把握它们的自然属性的关系，在此基础上，进而探索在动物机体内如此多变的机制的各种配合。古代图像中有一种用一条长蛇首尾衔接，盘作环状，以代表生命的意义，表现出一种对事物很正确的理解。原来，在复杂的机体中，生命的机体的确形成了一个封闭的圆环，而且这环上有头有尾，也就是说，各种生命现象尽管相互联系成生命的"环"，而却不具有同等的重要性。因此，肌肉与神经器官支持造血器官的活动，而血液又营养着造血器官。这里维持着一种有机的或社会的关系，它支持着一种连续不断的活动，直到某一种生命必要的成分的活动受到扰乱或停止，以至于破坏了整套动物机器运动的平衡，或引起了它的混乱或停顿。所以，实验医学家的课题在于先探索出机体扰乱的"简单必然性"，也就是说，先把握住扰乱的最初现象，由此联系一套"复杂的必然性"，它的产生条件与最初的必然性一样是必须的。这最初条件的必然性就像指引实验研究者走出复杂的生理病理现象迷宫里的向导，使人从此懂得机制是多变的，但是总是和绝对的必然性相联系着。在以后的举例说明中，我们可以看出，怎样从生物机体表面上最复杂的解体或扰乱中清理出它的最初简单的必然性来，由此再引出一组复杂的必然性。

一氧化碳的毒性就是一个很好的例证(见第三篇)。本年度我在法兰西学院教课时专注重箭毒的研究,我的目的并不是在讲述这毒素本身的历史,而是因为这种研究向我们指出,像运动性神经末梢病变这样一个简单的必然性,如何逐步影响所有其它活细胞,引起次级必然性,次级必然性逐渐引起并发症,最后致动物于死。我想通过实验来证实机体内存在这种必然性,以后我还要谈到这些现象,因为我认为这种研究才是科学的病理学与治疗学的真正基础。

所以生理学家与医学家决不应当忘记,一个生物是一个有机的整体。一位个体物理学家和化学家不能置身于宇宙之外,不联系自然界整体必然的关系来研究个别的物体和现象。但是生理学家却相反,他自居于一具完整的有机体之外,他看得见整体的全部,他就应该注意到这整体全部的和谐,同时又探索机体的内部,以求了解其每一部分的机制。由此可见,物理学家和化学家可以拒绝接受在他们观察到的事实中所包括的最后原因的观念;而生理学家却必须承认一具生物机体具有一种先定的、和谐的目的性,机体各部分的动作存在有相辅相成的关系。所以我们应当明白,如果我们拆开一具活的机体,分解它的各个部分,这只是为了实验分析的方便,而决不是为了作孤立的理解。事实上,当我们对某种生理特性判断它的价值和真正的意义时,我们必须总是注意它和整体的联系,而只有从它对于整体的相关作用,才能得出确定的结论。毫无疑问,由于认识到生物各部分之间的这种必然的密切联系,所以居维埃才说实验方法不适用于生物研究,因为实验把应当连成一体的有机体拆成几部分。也因为同样的理由,其它所谓活力论的生理学家和医学家一直还在反对医学的实验研究。这种观点,固然也有正确的一面,但是他们总的结论却是错误的,而且极大地妨害了科学的进步。毫无疑问,正确的说法是,机体的各组成部分在生理上是彼此不可分的,是为了促成一种共同生命的结果;但是我们却不应当因此就下结论说,不应该分析这一具生物的机器,如像我们分析一台人造的机器一样,其各部分本来都同样在整体上起着一份作用。我们应当尽力而为,借助实验分析手段,将生理活动迁出机体之外;这种隔离法能让我们看见而且更好地理解现象的内在条件,其目的是为了在机体中继续研究这些现象,以理解它们的生命作用。因此,为了更清楚地理解自然消化与自然受精的现象,我们作人工消化和人工授精的实验,而为了理解有机体的活动,我们还可以用人工循环的方法或其他方法,分离活的组织,并将它们放在我们能更好地研究其特性的条件中。我们有时用麻醉药破坏总的功能协调与反应,以分离某个器官;我们切除某一部分的神经联系而保留血管能得到同样的结果。我借助这种分析的实验方法,可以说已将一些温血动物变为凉血动物,其目的是为了更好地研究它们各组织的特性。我也曾成功地做到对一种已切除神经的腺体在体外进行杀灭或复活的实验。在后一种情况下,我可以任意让腺体完全休息,接着又可以让它高度工作;知道了它的机能的两种极端的现象之后,就很容易地把握住一切中间的条件了。并且我们也可以明自,一种完全化学性机能的器官是怎样受着神经系统的调节,从而也就了解了它在总是相同的条件下是如何分泌出体液的。我不必列举这种实验分析的例子,现在只需扼要地再说一遍:否认用实验方法分析机体,就是阻止科学的进步和否定实验方法;但是,另一方面,只顾做生理分析,而忽略机体的和谐统一性,这又是否定生命科学和抹杀它的全部特性。

所以,在作了各种现象的分析之后,为了观察分离了的各部分在连成整体后的作用,总是应当作一番生理的综合。关于"生理的综合"一词,还应当阐明我们的想法。一般来说,大家都承认"综合"就是重新组合被"分析"拆散了的事物,从这个意义上说,综合只是用"反证"或必要的补充来证明分析。这样的定义对于物质的分析与综合是绝对正确的。在化学上,综合由相同物质按等量比例,数量相加,构成相同的物体;但是一讲到物体特性的分析和综合,即现象的综合,情形就困难得多了。原来物体的特性并不是只关系到组成物质的性质与分量比例,它还关系到同一物质的排列方式。此外,我们知道综合与分析所显示或消失了的特性,也不能看作是各种组成物体的特性的简单的增加或单纯的减少。例如,氧与氢的特性并不能给我们显示出水的特性来,尽管水是由两者组合而成的。

我不想讨论这些组合或组成物体的相关特性的问题,尽管它们是困难的,而又是基本的,但却属于其他的科学部门的事情。在这里,我只提出一点:自然现象无非就是物体之间的关系的表现。由此可知,拆散某一种物体的各部分,也就是破坏它们的原有关系,因此也停止了原有的现象。由此还可知,生理学上的分析,尽管可以使我们了解各器官与各组织独立的特性,可是这种分析永远只会给我们带来一种理想而十分不完善的综合。正如我们了解了独立的人,却不能由此就了解了人与人之间结合的各种组织,而这些组织只能由社会生活来表现。总之,当我们把各个生理的单位联合起来时,我们看见了研究分离的单位时所不能估计到的特性。所以，必须永远地作生理的综合的实验，因为细胞越来越复杂地联合或结合，可能产生完全特殊的新现象。这一切都说明，这些细胞尽管各自具有鲜明特有的性质，它们在整体中却不是起着简单结合的作用，他们结合起来表现出比个别特性加起来更多得多的东西。我确信心理现象实验研究的阻碍大部分就是这类性质的困难。因为尽管细胞有奇妙的性质及其精微的表现，可是据我看，不可能像生物的其他现象一样，使大脑的现象归纳到科学必然性规律里来。

　　所以，生理学家和医学家应当永远注意机体的各个部分，同时又要注意机体全部的活动，而决不能忽略各个个别现象的特殊条件，原来"个体"就是由这些条件所组合而成的。但是单纯的个别事实总是不科学的，只有普遍化才能构成科学。不过这里又有双重的阻碍要克服：一方面，过于着重特殊事实固然是违反科学态度的，但另一方面过分夸张普遍化就会产生脱离事实的理想的科学。这后一个阻碍对于好推理的博物学家影响不大，可是对于医学家的影响就大了，因为医学家应当着重寻求客观而又实用的真理。自然，我们应当佩服像歌德、奥肯、卡露斯、圣提雷尔，达尔文这样的高瞻远瞩的天才，他们归纳出一种普遍化的概念，使我们看出一切生物都是物种在演化中不断变动的表现，并且每一个生物的个体仿佛是它所属的整体的回光返照，消失在生物界的演化中。在医学上，我们也可以同样地提取抽象的哲理，或者按博物学家的观点，将所有的疾病，看作几种可以确定和分类的病，或者按生理学的观点，认为没有疾病，也就是说疾病只是生理状态的一种特殊情况。毫无疑问，这样的观点再清楚不过，对我们有指导作用和用处。但是如果过于偏重这种假想，就很容易违背事实。照我的意见，这却是误解了真正的科学的哲理，而在对特殊性认识的事实与以前日益完全混乱的普及理论之间出现了一种对立或划了一道鸿沟。原来所谓医生，并不是指的生物界的一般医生，也不是指人类的医生，而是指的"个体人"的医生，也就是说，他是某个人在某些特殊情况下或某种所谓特异功能条件下患病者的医生。照这样说法，似乎可以得出结论，医学与其它科学不同，应当是越来越特殊化的一门科学。这种意见是错误的，所谓事实的越来越特殊化只是表面现象，因为一切科学都是把普遍化纳入各种现象的规律中，普遍化才能达到科学的真正目的。只要了解我们上面所谈到的博物学家常用的一切形态学的普遍化的方法，对于生理学家和医生还嫌太肤浅，不够用。博物学家、生理学家和医生着眼的问题各不相同，他们的研究不是平行发展的。例如：我们不能将生理学的标准强加给动物学。生理学家和医生比动物学家研究生物问题更深入得多。生理学家要考虑生命现象存在的一般条件以及这些条件可能受到的各种变化。而医生不只想了解所有生命现象在一切生物身上都具有相同的条件，他更需深入研究每个人在某些特定的病理情况下的这些条件的详细情况。因此，只有在尽可能深入地了解到正常的和病理的状态下生命现象的内部奥妙之后，生理学家和医生才能够得到光明而丰富的普遍理论。

生命的原始本质在于有机发展的一种力。这种力就是构成希波克拉底的可治疗的体质和海尔蒙的"生命源质"。但是，不管我们对这种力的性质持什么观念，总之，它的表现永远伴随着一组为生命现象所特有的理化条件。所以，唯有经过理化条件的特殊的研究,医生才能把个别性看成普遍规律里所包含的特殊性,从而在其中普遍地找到统一性里面包含着变化的、和谐的普遍性。但是,医生一面处理变化情况,一面应当永远探索决定变化的学问,从而才能把变化纳入普遍性。

如果要我用一个简单的名词对生命下一个定义,说明对生命性质的看法,那么依我的意见,它就应与生物科学分清,我要说:"生命就是创造"。事实上,创造出来的机体必然是一种按照机体构成元素的理化特性来工作的机器。对于生物现象表现的三种特性,今天我们这样加以区别:物理的、化学的和生命的特性。最后,一种生命特性其实只是一种暂时的称呼,因为像这一类的特性无非是我们今天还不能用理化方法处理的生物特性,但是,我们确信将来总有一天可以达到这一目的。因此,这生命机器的特性,不在于它的理化特性如何复杂,而在于这台机器的创造。这创造的过程表现在我们的眼前,沿着它特有的条件和某种确定的观念而发展。而这确定的观念正说明生物的特性和生命的本质。

当一只雏鸡在鸡蛋里生长发育的时候,这决不是那只动物身体,即具有生命力主要特征的一组化学元素的形成。这一组化学物质的增长积累只是由于物质的理化特性按规律的发展。但是,属于生命范围的基本东西,既不属于物理学,也不属于化学或其它范围,而是生命演化的指导观念。在一切生物的种子中,都包含有一种发展的和有机构造表现的创造观念。但是在生命的全部历史中,它一直受这同一创造性的生命力的影响,并且,当这种生命力不能再发展的时候,死亡也就来临了。这里和别处一样,一切都来自创造和指导生命的观念,至于一切理化特性的表现方法则和所有自然界的现象相同,而且都处在乱七八糟地混沌状态,这些现象好像一合子字母块,有一种力能从里面检取一些字母,拼凑起来表达各种不同的思想或机制。同样,总是这个生命的观念能把被实验破坏的或被偶然事故和疾病毁坏的生物机体的几个部分,恢复成生物的整体。因而无论是在正常的状态,还是患病的状态下,只有在最初发育的理化条件上,才应该永远追溯得出生命的解释来。我们确实能看到生理学家和医生只能通过动物性的理化才能真正开展他们的研究活动,也就是说,通过理化活动来探索这一具有生命特性的领域。在这个特殊的活的领域内,一切生物现象的存在条件,根据一种确定的观念和严格的必然性创造着、发展着和相互支持着。

第二节　关于生物实验的实践

我们已经说过实验的方法与原理,对于无机物现象是与生物现象一样的。但是实验的实践就不一样了,这很容易理解:像生物这样特殊的结构,要对它加以分析,应该要有特殊性质的一些手段,并且必定向我们提出某些自身特有的困难。不过,为了防止实验时出错,我们要给生理学家指出的若干特别的要点和准则,也只是关系到生命特性的精微性、活动性和短暂性,以及生命现象的复杂性。原来生理学家从事的活动只在于拆散这台生命机器,以便借助物理学与化学所应用的工具和仪器来研究和测量各种生命现象,从而探求它们的规律。

各部门的科学即使不都各自具备独有的方法,至少也具有特殊的研究手段,而且它们所使用的工具彼此之间可以互相换用:物理学、化学与生物学不同程度地借用数学作工具;物理学和化学又是生物学和医学的有力工具。在各学科提供的这种相互帮助中,我们应当把推进各种学科的学者和借重某种科学的科学家清楚地区分开来。物理学家和化学家并不因为他们应用了计算就成为数学家;生理学家也不因为他应用了化学反应剂或物理学仪器而成为物理学家、化学家;同样化学家和物理学家也不因为他们研究了某种动、植物的组织和某些体液特性或成分而成为生理学家。每一门科学都有它独自的观点与问题,决不应该混淆对待,以致迷失科学研究的方向。然而,这样的混淆情况在生物学里是常有的事,因为它的复杂性,必须求助于其它各种科学。我们曾经见过,并且现在也还常常看到:有的物理学家和化学家不但不借助生物现象向他们提供的某些合适的方法或手段来建立他们本身科学的某种原理,而且还想吸收兼并生理学,将生理学缩小,看作是简单的理化现象,这是他们的局限性所在。他们常常给生命以某种解释,或套入某种理论体系,常以简单的错误来迷惑人,从而处处妨害了生物科学,走到了错误的方向并带来了错误,以后需经长时间的努力才能重新挽救回来。总之,生物学具有它的特殊的问题和它的确定的观点;它只向其它科学借用方法和求援,不需要它们的理论。其它科学的这种帮助是如此的必要,以致缺少了它,便不可能有生命现象科学的发展。所以理化科学的知识准备对于生物科学的研究,并不如一般人所说的,是无关紧要的;相反,是重要的和基本的。所以,我认为称理化科学为生物学的辅助科学,而不是无关紧要的科学比较合适。下面我们还要谈到,解剖学也是生理学的一门辅助科学,同样生理学本身,它既依赖解剖学和各门理化科学,又成为医学的最密切的辅助科学,并且是医学的真正科学基础。

生理学应用理化科学并使用它们的方法,当作分析生命现象的工具,正如我们说过,会向生命现象的活动性和短暂性提出很多固有的困难。这就是生物所表现的活动性与自发性的一种原因,并且也就是使得生物特性极难固定和研究的一种情况。现在我们应当讨论一下这些困难的性质,正如我以前有幸在授课时经常谈到它一样。①

众所周知,生物与无机物的主要不同,首先就在于实验观点上。一方面无机物本身不具备任何自发性;它的特性与外界条件保持着平衡。正如有人说:它很快适应理化条件的灵活性,就是说适应与其周围保持稳定的平衡。因此,它所表现的各种现象变化,必须由于环境条件的变化所产生,并且我们设想只要准确地注意到这些条件,就有把握掌握进行一次成功的实验所必需的实验条件。至于生物,尤其是高等动物,它与外界环境之间却永远也没有那样的理化灵活性;它具有一种永远无休止的运动,一种有机的而表面显出自发的和经常的演变,尽管这些演变必须有一定的外界条件才能表现。但是演变像是独立的,不受行动和方式的影响。这证明就是我们眼看着一个生物的生、老、病、死的过程,却觉察不出外界环境的条件有什么变化。

由此得出结论:无机物的实验者,借助某些工具如气压计、温

---

① 克洛德·贝尔纳,《体液的生理特性和病变教程》。巴黎,1859 年,第 1 卷;1867 年 12 月 9 日开学第 1 讲。

度计和湿度计可以使自己处于相同的条件之下，从而能进行一些十分确定的、相似的实验。生理学家与医生也有理由地模仿物理学家，并使用与他们同样的工具，以求得进行更精确的实验。但是我们很快看出：对于物理学家和化学家非常重要的那些外界条件的变化，对于医学家却只具有很小的价值。事实上，无机现象的变化总是由外界大气条件的变化所产生，并且外界温度或气压的每每轻微变化都会引起无机物现象发生重大变化。但是，生命现象，在人和高等动物身上，在外界大气环境无任何重大变化的情况下仍能变化，并且轻微的温度与压力的变动，经常对于生命表现不发生任何实际影响，即使我们不能说这些外界条件的变动基本上不发生影响，可是在某种情形之下，留心到这些影响反倒成为笑话。例如有一位实验者复习我那针刺第四脑室以促成人工糖尿病的实验，同时还注意到实验时气压的变化，他还以为他的实验可以做得更准确呢！

不过，我们实验的对象假使不是人或高等动物，而是低级动物或植物，那么，我们会看到，所有这些温度、湿度、气压等条件的影响对于前者很不重要，相反对于后者却应该严密地注意。例如：对于纤毛虫，假使我们变更温度、湿度与气压等条件，我们看到这些生物的生命随着上述这些条件不同程度的变化，是可以窒息或变活的。对于一般植物和凉血动物，我们还可以看出外界环境、温度和湿度条件对于生命表现发生的显著的作用。这就是大家都知道的称之为四季变化的影响。因此，归根结蒂只有温血动物和人类才似乎不受这些大气条件的影响，似乎具有自由独立的表现能力。我们在前面已经说过，像高等动物与人类生命表现的这种独立性是它们机体构造更完备的结果,而不能证明生理上更完善的这些生物的生命表现却受着其它规律或其它原因所控制。事实上,我们知道正是我们的各器官的细胞在表现生命现象。可是,假如这些细胞的机能不受外界温度、湿度和气压变化的影响,这正是因为它们处在一种机体的内环境或体内大气里面,其中的温度、湿度和压力等条件并不随大气环境的变化而变化。由此应当下结论:温血动物与人类的生命表现一样,实际上是受精确的、确定的理化条件所控制。

综上所述,我们看出一切自然现象中,环境条件决定现象表现。我们的大气环境条件一般地说决定着地球表面上的无机现象,然而,生物体自身含有生命现象表现的特殊环境条件,而且随着生命机器,即机体的逐渐完善,它的细胞变得更加精巧细致,它创造了一种机体环境的特殊条件,这个环境与体外大气环境越来越隔离。这样又回到了我们早已建立的一种重要的区别上来,即在生理学研究上我们应当注意两种环境:一个是一般的大世界(宏观世界);另一个是生物所特有的小世界(微观世界)。这个小世界对大世界的独立性随生物机体的完善程度而增减。此外,像上面所说的对于生命机器的理解,还可以从人工制造的机器上得到旁证。例如气候的变化丝毫不影响蒸汽机的运行,虽然,大家都知道在这台机器里面本来具备了数学性调节一切运动的各种温度、湿度与压力的准确条件。我们在人造机器上也可以区别出大小两种环境来。情况总是这样,机器的性能越好,受外界的影响越小,机器本身活动的自由与独立性就越多。同样一台人体机器越是健康,也就越能抵抗外界环境侵入的影响;一到他进入年老体衰的时候,他对于外界环境的冷、暖、湿,以及其它一般气候的影响也就越加敏感了。

总之,如果我们想理解人类和高等动物生命表现的准确条件,不能只讲究体外的大气环境,而应当研究体内的有机环境。正如我们常说的,由于对体内有机环境条件的研究,才能得出生物机体的生活、健康、疾病与死亡等现象的直接的真正的解释。我们从生物体外只能看到一切体内活动的结果,它给我们的印象仿佛是与外界环境的理化条件关系疏远的特殊生命力的结果,因此,总是表现出一种像是寓于特殊倾向的有机的化身。我们在别处说过,古代医学很注意大气环境,如水、空气、土等的影响,事实上,我们可以从中获得关于卫生和疾病变化等方面的有益启发。但是"近代实验医学"不同,它尤其应当建立在体内环境的认识的基础上,而体内环境里面存在着各种常态的、病态的,以及药物的影响。但是,人类和高等动物的体内环境如此复杂,如不使它简单化些,不借助于实验的研究以深入到生物的体内,怎么认识机体内环境呢? 所以说,为了分析生命现象,必须要用活体解剖的方法,深入研究活的机体。

总之,只有在体内环境的理化条件里,我们才能够找到生命的外表现象的决定论。机体的生命只是一切内在活动的结果:它可以多少表现出活跃或衰弱的现象,而我们不能从体外环境求得任何解释,因为生命是由体内环境条件所调节的。因此,只有体内环境的理化特性才是我们应当研究的动物理化的真正基础。可是除了生命表现不可缺少的理化条件之外,我们也必须注意下面还要谈到的生物特有的演化的生理条件,这些正是生命科学的本题。我常常着重地提出这一点区别,因为我认为这是基本的区别,关于生理特性,首先应当注意把实验方法应用到医学上去。事实上,这种注意正使我们看出年龄、性别、生物种类、营养、饮食节制或消化状况等影响所产生的生理区别。这些情况使我们注意到机体内部体内环境对于各器官和各器官对于体内环境相互之间及同时所发生的反应机制。

第三节　论活体解剖

正如要发现无机物质的规律,必须深入到物体或机器内部一样,要了解生命物质的特性与规律,就必须拆开生物机体以探入到它的体内环境。所以,为了探索和看见机体内部隐藏的各部分的功能,在解剖过死尸之后,还必须作活的机体的解剖,这种手术称之为"活体解剖"。没有这种方式的研究,就不可能有生理学,也不可能有科学的医学。要了解人与动物是怎样地活着,就必须知道他们是怎样地死去,因为只有认识了死亡的机制,才能够揭露和证明生命的机制。

这个真理曾经为各个时代的人们所领会,从古代起,医学史上不只有药物的实验,甚至还有过活体解剖。传说古代波斯国王就有过将死囚交给医生用作对于医学有益的活体解剖;按古希腊医生盖伦的说法,公元前 137 年,曾经有过小亚细亚帕加马的国王阿塔勒三世用毒药与消毒剂在判了死刑的囚徒身上作过试验[①];这个故事又使我们联想并证实埃及托勒密王朝时海罗菲勒和埃拉两斯特拉脱医生得到国王准许之后,取死囚作活体解剖。盖伦还留下了这样的话:"使罪犯受苦不是残酷的事情,因为这种苦难可使

---

① 达尼埃尔·勒克莱尔(Daniel Leclerc),《医学史》,第 338 页。

后代千百年多少无辜的人得到好处[①]";中世纪时代意大利多斯加尼大公爵命令将一个罪犯交给比萨大学的解剖学教授法罗卜,允许他任意将罪犯处死或解剖。这个罪犯正患着疟疾,法罗卜想使用鸦片医治以观察其最大的效果。他在病人患病的间歇期使用了两大颗药丸,而病人在第二次服药后就死了[②]。类似的故事还有好多,例如著名的麦东弓箭手的故事:他犯罪后就因为在他身上作肾切除术[③]试验成功而获得赦免。至于对动物作活体解剖,同样可以追溯到很远的古代。我们可认为古希腊的盖伦是此术的创始人,他尤其着重在猴子与小猪身上作实验,他还留下了关于实验用具与实验方法的描述文字。盖伦实验的性质属于我们时代称为"扰乱性实验法"这一类,其内容为损伤、毁坏,或切除动物的某一部分,为的是观察它所产生的后果和明了这一部分器官本来的功用。盖伦总结了前人作过的若干实验,并亲自研究了在不同的部位上脊髓毁坏后得到怎么样结果:一面或同时两面刺穿胸部有什么影响;割断支配肋间肌肉的神经和传入神经结果又是怎样。他还作过捆扎大动脉以观察它对吞咽作用的影响的实验[④]。自从盖伦以后,后代医学界先后出现了许多著名的活体解剖学家。例如德格拉弗、哈维、阿瑟利、贝甘的名字一直传到我们时代。在现代,尤其是在马让迪的影响下,活体解剖已经确定地成为生理学与医

---

① 塞勒叔斯(Celsus),《医学》的导言,Elzévier de Van der Linden,第6～7页。

② 阿斯特律克(Astruc),《中毒症》,第2卷,第748～749页。

③ 雷埃(Rayer),《皇帝对病人的处置》,第3卷,第213页,巴黎,1941年版。

④ 德吉梅里(Dezeimeris),《历史字典》,第2卷,第444页——Daremberg:"盖伦关于神经系统病理解剖和病理学的见解"论文,1841,第13～80页。

学研究的惯例,并且是不可缺少的方法。

很久以来,尊重尸体的成见阻碍了解剖学的进步。同样地,活体解剖也在各个时代遭到成见和诽谤。我们在此并不想打击全世界的成见,也并不想在这里解答那些反对活体解剖的人们的论据,因为这些人根本否定了实验医学,也就是说否定了科学的医学。不过,我们只想考察几点一般性的问题,然后再提出活体解剖学的目的。

首先,我们要问是否有权作实验和对人类本身作活体解剖?试看内科医生每天治疗他的病人,外科医生每天也在对要动手术的病人作活体解剖。可见我们是可以对人体作实验的,问题在于做到什么样的限度?我们有义务,因此也有权利对人体作实验,只要这实验能够救活他的命,治好他的病,或是对于他个人有利。所以,内科医学的道德原则就是决不能对于一个人体作任何程度的一点点有害的实验,尽管这种实验的结果可以对科学、也就是对其它人身上的健康大为有利。但是不要阻碍做这种总是既对病人有益的,同时也对科学有利的实验和手术。这是必然的道理;一位久经行医的老医生,他治疗过许多病人,有了很丰富的经验,就是说对新病人的实验就有更大的把握,因为他在其它人身上取得了经验。经常做各种手术的外科医生,经历实验得到教益,技术更臻完善。很明显,新知识只有从实验中得来。这些就是我在导论开始时讲到的意义。

我们是否可以对死刑囚犯作实验或活体解剖呢?如我们在前面所举过的例子,已经说明了对死囚可以作危险的手术以换取特赦的事情。近代的道德观念也许可以采取这样的做法;我个人完全同意这种观念。我认为对于科学最有益的莫过于在处死罪犯之后立刻对人体各组织特性进行研究。曾经有过一位蠕虫学家,他让一个女性死囚在不觉察的情况下吞食蠕虫类的幼虫,其目的是为了察看在她死后这些幼虫在她的肠里如何发育①。还有些学者在快要死的肺结核病人身上作类似的实验,也有在自己身上实验的。像这样在人身上做合适的实验对于科学非常有益,只要不给被实验者带来任何病痛和苦楚,我以为是可以应用的。因为,我们不要弄错了,道德观念并不禁止人对同类和自己作试验;人生的经历本来就是相互在作实验。基督教的道德只禁止一件事情,就是不许对同类加害。所以,在对人类可做的各种实验中,只有那些对人有害的应当禁止;那些无伤于人的,可以允许;而那些于人有利的,更应当鼓励。

现在谈到另一个问题了。我们是否有权对动物作实验或活体解剖呢?我个人认为是绝对和完全可以的。人类既然有权役使、甚至食用各种动物,而对于人类最有益处的一种科学要利用动物作研究反而要禁止,这确是奇怪的事情。生命的科学只有靠实验才可以建立,我们只有牺牲一部分生物,才能救活其余的生物,这是没有什么可怀疑的。所以,我们必须对人或动物作实验。不过,我觉得现在的医生太轻率于在人体上作过多的危险的实验,而不肯先在动物身上作谨慎的研究。我不认为在住院病人身上试用多少有害的、猛烈的或危险的药剂的行为是道德的,应该先在狗的身

① 达万(Davaine),《伤害处置》,巴黎,1860 年,提要,第 27 页,克洛德·贝尔纳:导言。

上作实验。因为，只要我们善于作好实验，我以后还要证明，从动
物实验所得来的知识完全可以适用于人体。所以，如果说轻易在
一个人体作危险的实验是不道德的行为，虽然实验结果可能对别
人有用，那么，先在一只动物身上作对人有益的实验就是最道德的
行为了；虽然对动物来说，也许是痛苦的和危险的。

　　阐明了这一切以后，我们难道还会受那些世俗成见的人发出
的感情呼喊或者那些不明了科学观念的人的反对意见所感动吗？
所有这些感情都是可敬的，我决不愿意轻率地挫伤他们任何一个
人。我可以很好地向他们解释，正因为这个缘故，他们不会阻止
我。我完全了解那些被错误观念所影响而又缺乏科学修养的医生
们，他们不能懂得实验与活体解剖是生命科学的必要基础。我也
完全了解一般世俗的人所抱的观念和鼓舞生理学家的观念完全不
同。他们与生理学家不同，对于活体解剖另有看法，这是必然的道
理。我在本书前部已经说过，在科学上唯有观念才给事实以价值
与意义。在道德上也如此，到处都一样。形象上完全相同的事实，
可以随其所联系的观念而具有相反的道德意义。一个卑怯的杀人
犯和一个战士、勇士一样都是用刀杀人。如果不问他们动手的指
导思想，两者有什么区别？外科医生、生理学家和罗马暴君尼昂同
样都致人于残废。不问他们的动机，两者又有什么分别呢？我不
必再学前辈学者格鲁阿①的榜样，一定要争辩生理学家并非像对
科学不了解的人所指责的那样残酷无情；只要说明观念之不同就

---

①　格鲁阿(Le Gallois, 1789—1854)，法国历史学家。此处引自他的《著作集》，巴
黎，1824 年，前言，第 30 页。

足够解释一切了。生理学家不是一个普通的人，他是一个科学家，是一个被他追求的科学观念所贯注和所吸引的人；他听不见动物发出的叫喊，他看不见流血，他只注意自己的观念，他只看见隐藏在机体里的他要发现的某些问题。同样，一个外科医生也听不见痛苦的呻吟和呼喊，因为他只注意他的观念，和他的手术的目的。一个解剖学家也一样，决不会因他处在死尸堆里而感到恐怖，他受科学观念的影响，兴味正浓地从发臭的，苍白的肌肉堆里寻找一丝丝的神经，对于其他的人说来，这些正是可憎或可怕的东西。根据上面这些说法，我们认为一切对活体解剖的讨论都是无聊和荒谬的。同抱有如此不同观念的人一起判断事实，达成相互谅解简直是不可能的事。既然无法让大家都满意，科学家只能关心对他们了解的同行科学家的意见，只有从自己的意识里得出行动的标准。

活体解剖的原理是很容易把握的。实际上，它的要点总在于拆开或者改变生物机器的某些部分，以便研究，从而判断其功用。活体解剖作为一种对生物进行研究的分析方法，它包含很多连续的步骤，因为我们可以注意一系列的器官，或者个别的器官，或者深入分析到组织，甚至组织细胞本身。有的活体解剖即时进行；有的活体解剖保存着伤害了的动物，留待以后继续研究；有的活体解剖只作一次对动物的尸体解剖或在动物死后立刻对其组织特性进行研究。像这些对动物作生命机制的不同分析研究的方法对生理学、病理学和治疗学都是绝对必需的，我们以后还要讲到。虽然如此，不应该认为只有活体解剖才是研究生命现象的全部实验方法。活体解剖只是对活的动物进行解剖，它必须与其它的理化研究方法配合使用，并将这些方法引用到人体研究中来。如果只靠活体解剖一种方法,效果很有限,有时甚至会使我们对于器官的真正功能产生错误理解。由于这些原因,我不否认活体解剖对于生命现象的研究是有用的,甚至是绝对必需的,同时我只说明,这种研究是不够的。实际上,我们在活体解剖上应用的工具是如此粗陋,我们的感官能力又是如此薄弱,以至我们只能研究机体内粗浅的和不复杂的部分。显微镜下的活体解剖可以作十分精细的分析,但是目前还存在许多困难,而且也只能适用于很小的动物。

　　但在活体解剖的能力达到限度时,我们还有其他的深入研究方法,并且甚至深入到机体基本的部分,以探索生命现象的主要特性。这方法就是使用毒剂,毒剂经由循环系统传递其特殊的作用到某种组织细胞。如意大利的封塔纳和德国的缪勒所使用的局部施毒法就是生理分析宝贵的方法。毒素是生命的真实反应剂,是剖析活细胞最精微的工具。我相信,我是同意用毒物研究这个观念的第一个人,因为我认为对组织特性变化的认真研究应该是形成普通生理学、病理学与治疗学的共同基础。事实上,唯有追溯到细胞的生活,才能够找到对生命的最简单的解释。

　　总之,活体解剖就是使用适当的工具与方法,把一具活的机体隔离成各部分的解体。显而易见,在对动物作活体解剖之前,必需先对尸体作解剖。

第四节　正常解剖学与活体解剖的关系

　　解剖学是一切医理与医术研究的必要基础。一具尸体就是丧失了生命活动的生物机体,生命现象的最初理解必然求之于死器官的研究,正如要理解一台活动的机器作用,只有在停机时才能进行研究是一样的道理。所以,人体解剖学自然应当是人体生理学与医学的基础。可是人类的成见曾经反对解剖尸体,并且当时医学界由于不能应用人体,只好解剖在构造上尽可能与人体接近的动物尸体;例如盖伦的全部解剖学与生理学就是主要取材于猴类。盖伦除了解剖死尸以外,同时也取活的动物作实验,这就证明他已经完全了解死尸解剖的价值,只有在与活体解剖作比较后才能显现出来。按照这样看法,事实上,解剖学只是生理学的第一步。解剖学本身是一门无前途的科学;它的存在价值就是为了理解活的人与活的动物,或者健康,或者染病;这也就是说,解剖学可能对生理学和病理学有用。我们在现在的认识状态下,在此扼要地考察人体解剖学或者动物解剖学究竟给生理学和医学提供什么贡献。因为今天的生物学界关于这一点还存在一些分歧的意见,我认为需要加以讨论。自然,我们总是站在生理学和实验医学,即形成真正积极的医学科学的观点上来判断这些问题。生物范围内可以包含着不同的观点,各自构成一门分科的学问。事实上,每一门科学之所以区别于其它科学,只因为它具有特殊的观点与特殊的问题。在正常的生物学范围内,我们可以将动物学的观点分成普通解剖学与比较解剖学的观点,以及专门的生理学和普通的生理学的观点。动物学在于叙述各种物种及其分类,只是一种观察性的科学,真正的前沿科学。动物学家只是根据自然规律按各类动物的内外特征进行分别归纳。动物学家的目的是依据动物界构造的某种条理建立起分类体系,并且动物学家的问题简单地归纳为:在这个分类体系中找到该动物应占的正确位置。

解剖学或研究动物结构的科学与生理学有一种更密切和更必要的关系。但是解剖学的观点与生理学的观点不同:解剖学家借生理学想说明解剖学,而生理学家则借解剖学来说明生理学,两者区别很大。解剖学的观点从这门学问的开始直到今日一直支配生理科学,持这一观点学派的人现在仍是多数。这一派观点的大解剖学家都对于生理学的发展作了重大的贡献,哈雷就认为生理学应当隶属于解剖学,他给生理学下过这样的定义:"动物解剖学"。我很懂得解剖学的原理必然最先产生;但是如果把它当作排它性的原理,我以为是一种错误,今天它已成为对生理学有害的观点,尽管它曾为生理学作出过很大的贡献,我也不否定哪一个人。事实上,解剖学是比生理学更简单的一门科学,因此,它应当隶属于生理学,而不是支配生理学。单纯根据解剖学的贡献来解释生命现象必然是不完全的。大解剖学家哈雷在他的丰富而惊人的著作中,扼要地说明了那时解剖学隶属于生理学的伟大时代,并且创立了生理学,把它缩写成"应激性纤维"和"感觉性纤维"的科学。所以,我所说的不要解剖的"体内环境"的生理学体液部分,或理化学的部分竟被他忽视了,置之不理。在这里我要指责解剖学家,因为他们想使生理学隶属于他们的观点;我要指责化学家和物理学家,因为他们也想这样做。他们犯了同样的错误,想把更复杂的生理学隶属于较简单的物理学或化学。虽然,物理学和化学采取这种错误的观点,但并不因此贬低它们进行的大量生理学上的工作。它们对生理学作出过许多贡献。

总之,我认为生理学是所有科学中最复杂的一门科学,它不能用解剖学完全说明。解剖学只是生理学的一门辅助科学,一门最直接需要的科学，我承认这一点。可是单靠它还不够。除非假设解剖学是包罗万象的，认为动物体内所含的氧、铁、氯化钠等都当作机体内的解剖元素。今天有人试图复活一些过去的著名组织解剖学家的这类说法。我不同意这种观点，因为我以为这会给科学带来混乱，非但不能澄清问题，反而增加困难。

如我们在上面所说，解剖学家借生理学来说明解剖，换句话说，他把解剖学当作唯一的出发点，并认为只凭逻辑而不用实验可直接推断出器官的各种功能。我反对过这种解剖学上的推理①，并指出过这种推理是建立在解剖学觉察不到的幻觉基础上的。事实上，解剖学中必须区别两件事：（一）各器官和各系统的被动机械的排列，按此观点，只能是动物机械的真正器具；（二）使各器官活动起来的主动的或生命的元素。尸体解剖正好表明动物机体中的机械排列：例如骨骼的解剖正好说明一系统的杠杆，只须明白了它的排列方式就可以明白它的作用。同样，各种管道系统的解剖就表明它传导液体的功用；例如静脉管中的瓣膜具有机械用途，哈雷凭此发现了血液循环的现象。各种囊状结构和膀胱内含各种分泌性或排泄性的液体，表明了机械性的结构，并向我们不同程度地指明了它们应担当的生理任务，否则，我们只好求教于活体解剖的实验才可弄明白问题。但是必须看到，这种机械推理没有任何意义，尽管它对某个生物的功能具有绝对特殊的作用。同样我们可以到处推论，像管道用于疏通，包囊用于贮水，杠杆用于活动一样。

----

① 克洛德·贝尔纳，《实验生理学教程》，巴黎，1856年，第2卷，1855年5月2日，开学第1讲。

但是，当我们探求使机体内各种被动机构活动起来的主动元素或生命元素时，尸体解剖就一无所知，而且无法可知了。关于这方面的全部知识，我们必须从活动物的实验观察上得来。当解剖学家相信只用解剖而不要实验的方法就能进行生理推理时，那么他这时已忘记他正采用被他以前轻视过的同样的实验生理学的观念了。当一个解剖学家如他自己所说的从器官结构上推断功用的时候，他只应用从活的动物身上获得的知识来解释他在死的动物身上见到的情况，但是解剖学实际上什么也没有告诉他，它只给他提供了动物组织特性。所以当解剖学家从机体的某一部分见到肌肉纤维的时候，他由此下结论说，这些可以产生收缩性的运动；当他见到腺细胞的时候，他下结论说这是分泌器官；当他见到神经纤维的时候，他下结论说这些可以传导感觉或运动。但是，假如没有活体观察或活体解剖，解剖学家从哪里知道肌肉纤维会收缩，腺细胞会分泌，神经纤维会感觉或活动呢？只是因为他已经觉察了这些收缩性的、分泌性的或神经性的组织，各都有一种确定的解剖形态，他才能够把握住各解剖单位的组织形态和其功能之间存有一定的关系，于是他可以从一点推断其它。但是，我仍要重复说：尸体解剖是不会告诉我们这些知识的，尸体解剖只有依靠实验生理学才使他懂得这些东西。这很明白地证明：凡是实验生理学还没有解释的东西，解剖学家就决不能只靠解剖学来说明。因此，脾脏、肾上腺和甲状腺这些器官的解剖和一股肌肉或一根神经的解剖一样，早为解剖学家所知道，可是关于它们的功能，解剖学家却闭口无言。但是，一等到生理学家从这些器官的功能上发现了一点什么的时候，解剖学家也就跟着说出这些器官的生理特性和解剖因素确定的组织形态有什么关系。此外,我还要指出,关于各种器官所处的部位,解剖学家决不能超出生理学已向他指出过的范围,否则会闹出错误来。例如,解剖学家从生理学上知道了什么地方有肌肉纤维,那里就有收缩运动存在;他决不能由此推断说,没有肌肉纤维的地方,就不会有收缩,也不会有运动。原来实验生理学证明了收缩的因素有各种不同的形态,其中有的是解剖学家还不能确定说明的。

　　总之,要理解生命的机能,必需从活动物身上研究。解剖学只能告诉我们辨认各种组织特性,却丝毫也不能指出它们的生命特性来。试问,神经纤维何以能从组织形态指出它有传导神经的特性呢? 一个细胞又何以能从组织形态向我们表明出制糖的特性呢? 肌肉组织又怎样从形态上使我们知道它的肌肉收缩运动呢? 这中间的关系我们只有从经验上对各组织的死活两种状态进行比较观察才能得来。我记得有人常说起柏伦维尔,他在从事的研究中指出过,按他的说法,叫"基质",与之相反的叫"器官"。据柏伦维尔认为,从一个器官里应当可以知道结构和功能的必然的机制关系。因此,他说:根据骨架的形态,我们设想确定的运动;根据血液的数量、液囊、腺排泄管的分布,我们知道体液在循环或可以用机制分布来解释。但是,他又说:对于脑,却在脑结构和智力现象本质之间没有任何物质关系可寻。因此,柏伦维尔下结论:脑不是思想的器官,脑只是唯一的一种基质。我们可以同意柏伦维尔的区别对待的意见。但是这种区别对待是普遍性的,不只限于对待大脑。其实,我们知道附在两根骨骼上的肌肉因靠近骨骼能起强大的力学作用。我们完全不知道肌肉是怎样收缩的,因此我们也可以说肌肉是收缩的基质。如果我们知道,从一个腺里通过腺管流出一种分泌液,我们不会有任何分泌现象本质的观念,因而我们也可以说腺是分泌的基质。

如此说来,在解释生命现象的立场上,解剖学的观点完全隶属于生理学的观点。但是,我在前面已经说过,解剖学的研究包含两件事:生物体的机械性构造与生命的主要元素。生命的主要元素就存在于各组织的生命特性中,它只有从活体的观察和实验才能确定。这些元素在各种动物中同样存在,没有类、属和种的区别,这种研究是属于解剖学和普通生理学的范畴。至于动物的机械构造呢? 不是别的,是按动物的类、属、种的不同,自然以确定的方式赋予每一种动物机体各自的一套机械系统或武器。同样,我们也可以说:特殊的机构成了各种动物类别的区别。例如:一只兔子不同于一只狗,正因为兔的机械结构使它必定以食草为生;而狗的器官结构则使它必定以食肉为生。至于生命内在的现象,这两只动物是一样的。假使我们配制肉料喂食兔子,结果兔子也是肉食性的。我很早就已证明,在饥饿条件下,一切动物都是肉食性的。

比较解剖学是一门研究内部结构的动物学,其目的在于将生命器官或构造进行分类。这种器官解剖的分类法应该核实和修正以前根据外形来判断的特征。鲸就是因它的内部机体构造而列入哺乳类,而不以其外形像鱼就算作鱼类的。比较解剖学还告诉我们各种动物的器官构造的安排具有相互的必然关系,与机构的整体是和谐的。例如,哺乳动物的脚趾有利爪,必定也具有上下颌、利齿、肢关节。居维埃的天才使他发展了这样的观点,而且由此创立了古生物学这一门新科学,即根据骨骼碎片重新组织一只完整的动物的科学。所以，比较解剖学的研究对象向我们指出自然给每种动物赋予的各器官结构之间具有和谐的机能，并且还使我们懂得随着动物生活环境的改变，这些器官结构必然变化。除了变化之外，比较解剖学还告诉了我们一种统一创造的自然规律。例如，许多器官的存在，对于动物并不是都有用的（有的甚至还有害），它只是作为动物类的特征或作为规律的残余而存在的。鹿类的角对于鹿的生活并没有用；脆蛇蜥的肩胛骨以及一般雄性哺乳类的乳头都只是毫无机能的残余器官。正如大诗人歌德所说："自然是个大艺术家，他常常替动物形态加添些对它生活无用的装饰，正如建筑家建造房屋常常加添些与居住实用无关的装饰品。"

　　所以，比较解剖学与比较生理学的目的都在于探求构成机体的动物各系统或各器官的形态学的规律。可是比较生理学如果不借助实验来比较各器官的功能，就会流于一门不充实的，甚至于错误的学问。自然，动物肢体或机械性器官的结构形态的比较可以向我们指明各器官的功能。但是，像肝脏、胰脏的形态，即使比较，能说明它们的功能吗？经验不是曾指出过把胰脏当作唾腺这样的错误吗①？脑子和神经的形态与它们的功能又可以告诉我们什么呢？我们知道一切是通过对动物的实验或观察而得到的。例如，关于鱼类脑子，要是实验没有澄清这一问题，我们能说些什么呢？总之，解剖学的推论已经尽了它所能尽的力量。到今天如果仍停留在这条唯一的路上，也就是在科学上甘居落后。而且，如果一定还要强调这种科学原则而不求实验的验证，那简直是一个中世纪

————————

　　① 克洛德·贝尔纳，"论胰腺的报告"《科学院院报》增刊，第1卷，1856年）。

经院派的遗老。但另一方面，比较生理学由于要依据实验来研究，而且也研究动物各种器官或组织的特性，因此，我以为它不能作为一门独立的科学而存在，它必然属于普通生理学或专门生理学的范畴，因为它们的目的是一样的。

各种生物科学的分科都各具有一种确定的目的，或者研究追求某种观念的证明。动物学家与比较解剖学家看见的是动物界的全部，他们的目的在于从动物内部和外表特征的研究上来发现它们演变和进化的形态学规律。生理学家采取完全不同的观点，他所关心的只有一件事：生命物质的特性与生命机制，不管它表现的形态怎样。生理学家的眼睛里没有什么属、种、科的区别，只有生物。如果他在研究上也选择某种动物，这通常是为了实验的方便。此外，生理学家还追求着一种与解剖学家所不同的观念：如我们已经说过，解剖学家只想用解剖学推断生命，结果他采用一种解剖学的体系；而生理学家则采用另一种体系，追求另一种观念。生理学家不从器官去推断功能，而是从生理现象寻求机体的解释。因此，生理学家为了解决生命问题必须求助于各门科学：解剖学、生理学和化学，这些都成为他的辅助科学和研究上必不可少的工具。他必须充分理解这些不同的科学，以尽可能多地得到知识源泉。最后，我们可以说，在生物学的各种观点中，唯有实验生理学才是积极性的生命科学，因为，在决定生命现象的存在条件之后，生理学就可以通过对特殊规律的认识来控制和支配存在条件。

第五节　病理解剖学和尸体解剖
及其与活体解剖的关系

　　我们在上一节所讨论的正常的解剖学和生理学,可以适用于病理状态的解剖学和生理学。我们同样可以得到三种相继产生的观点:生物分类学或疾病分类学的观点、解剖学的观点和生理学的观点。我们在此不能详细地讨论这些问题,那样将正好叙述一部完整的医学史。我们只能扼要地说明我们的观念。

　　在观察和叙述各种病象的同时,也要留意到疾病的分类,正如人们根据人工的或自然的方法的同一原理去确切地研究动物分类一样。比奈尔把病理学上的自然分类法运用到德尤修的植物学上和居维叶的动物学上。只要引证比奈尔所著《疾病分类学》里面第一句话就足够了:"遇到了一种病,就应当归在疾病分类法的一个类上"。[①]　我想谁也不会把这看作是全部医学的目的,这只是局部的观点,只是分类学的观点。

　　在研究了疾病分类学以后,就要谈到解剖学的观点,就是说,在考察了某种疾病是属于哪一种病象以后,就要确定病象的解剖部位。我们认为,正如正常的生命现象必与正常的解剖结构相关一样,病态的现象必与病态的解剖结构相关。虽然,这种病理解剖学的观点已为前代学者茅加尼和波耐所了解,但实际上,还是在本世纪布鲁塞和拉埃纳克的影响下,病理解剖学才得以系统地创立。病

　　①　比奈尔(Pinel),《哲学的病理分类学》,1800 年。

理解剖已经有了比较的研究,病理的组织变化也有了分类。可是病理解剖学家想进一步研究变化与病理现象的关系,并想从中推断出病理来,这和正常的比较解剖学提出的问题是一致的。如果病理变化引起某种机能物理性或机械性的变化,例如肢体机械损伤或血管受压,那么,我们能理解病象与起因的关系,从而建立所谓理性的诊断法。在法兰西学院的医学讲座时,我的一位前任学者拉埃尼克教授就是采用这种方法而得到关于心脏病与肺病的物理诊断的不朽成就的。但是一遇到那些病理变化停留在细胞内,无法为我们的研究工具所觉察出来时,那么这种诊断法就无能为力了。于是,解剖学派的学者就说:既然这种病找不着解剖的关系,就是特发性的病,即没有受到损伤,这是糊涂的说法,因为这等于承认无因之果。因此,我们已懂得,为了找到疾病的解释,必须在生命机体最精微的部分进行研究。于是缪勒在德国揭开了病理显微镜解剖学的新时代①,并且另一个柏林著名教授维尔肖最近创立了显微镜病理学体系②。于是,人们根据组织变化来确定各种病理的特征,而且还利用这些变化来解释病症。为了说明病理机能与病理解剖的关系,"病理生理学"一词也就应运而生。这里不研究"病理解剖学"与"病理生理学"这些名词是否选得恰当,我只是说这种想借病理解剖学以说明病理现象的方法由于不完备,而遭到反对,正和我在上一节关于正常解剖学已阐明过的一样。首先,解剖病理学家假设一切解剖

---

① 缪勒(Müller),《从盖伦的机体解剖结构看人和动物最初的形态》。莱比锡,1830年。

② 维尔肖(Virchow),《在组织生理和病理研究基础上的细胞病理学》。比卡尔特译成法文版,巴黎,1860年。

变化永远是病因,这一点我就不同意。正好相反,我相信病理的变化往往是特发的,常常是疾病的结果,而并非病因。这种结果的产生,接着就成为其它病象的起源。所以,我不认为细胞或组织纤维永远是最先受疾病感染的部分;体内环境的理化条件的病理变化可能是唯一引起疾病现象的原因,正如某种中毒的病象,起初并不伤害到组织,只影响到体内环境的变化。

由此可见,解剖学的观点是完全不够充分的,那些从死后尸体中发现的变化,只当作辨别疾病和归纳疾病分类的特征,而不说明死亡可能是由于损伤引起的。看到不少医生一般都忽略了这后一观点,而这才是真正生理学的观点,真是咄咄怪事。例如,当某一医生解剖一具因为伤寒病而死的尸体,他看到肠壁受了伤害,于是他就满足了。但是,实际上这种察看对于病因,对于药效和对于死因,丝毫没作解释。即使进一步做显微解剖学的检查,他也不能得到更多的知识,因为当一个人由于结核病、肺炎或伤寒病致死时,显微镜下指出的疾病的损伤常常早在病人死前就已存在,死亡不能从这些结核或肠膜溃烂处得到解释,也不能由其它疾病产生来作解释。其实死亡只有从某些组织失去了它们的"生理特性",从而引起生命现象的消失,才能弄懂它。但是为了掌握与死亡机制有关的生理损伤,必须在病人死后立刻剖尸。可是,这一点不可能做到。所以必须借动物作实验。如果想建立真正科学的医学,医学必须有实验观点。这种医学必然包含有生理学、病理学和治疗学。多年来我已经努力向这个方向研究了[1],但是实验医学的观

---

① 克洛德·贝尔纳,"实验病理学教程"(《医学时代》,1860 年)。

点是很复杂的,这就是说它是生理学的观点,它包含病理解剖对于病理现象的解释。此外,我再提醒一下关于病理解剖,我所说的是正常解剖,也就是说如果不对活体进行观察,这种解剖本身是说不出什么道理来的。所以,对病理学研究来说,必须多作病理活体解剖,这就是说必须把一些疾病移植到动物体内,然后在疾病发展的各阶段中牺牲动物。只有这样,我们才可以研究活体的各种组织的生理特性的变化以及各细胞或体内环境的变化。当动物快死时,应当在死后立刻作尸体解剖,如同我们叫做急性中毒致死的情形一样。因为,说到底,在研究生理的、病理的、毒物的或药物的作用时,并没有什么区别。总之,医生不应只根据病理解剖来解释病理,他必须从病象观察出发,然后借助病理解剖以及一切研究生物现象的生理学和各种辅助科学来解释病象。

第六节　实验用动物的多样性,与提供给实验者研究时的生理条件的变异性

一切动物都可以用于生理研究,尽管生命表现的机制多么不同,但是特性和损伤的后果是一样的,因为生命和疾病到处都存在。不过生理学家应用得最多的总是那些最容易获得的动物。因此放在首位的也就是家畜,如狗、猫、马、兔、牛、羊、猪以及家禽等。但是如要考虑为科学所作出的贡献,要数蛙荣居首位。没有任何别的动物能给科学各方面以比蛙更大和更多的贡献了。一直到现在,我们仍可以说,没有蛙就没有生理学。正如我们所说:如果蛙

是生物学的牺牲品,也就是说是最受实验者虐待的动物的话,那么,毫无疑问它是与科学的工作和光荣最直接联系的动物[①]。除去上面所列的动物外,还须补充大批其它种类的温血动物或凉血动物,脊椎动物或无脊椎动物,以至单细胞的纤毛虫,这些都可以用作特殊的研究。但是特殊的多样性不只是生理学家应用的实验动物所表现的差异。在这里还必须考虑这些动物因所处的条件的不同而显现的许多差异性,因为只有认识和判别这些个体的条件,才能全部掌握生物的准确性和实验的精确性。

做实验的首要条件就是必须很好地认识和相当准确地确定环境的情况,以便人们能够永远回到这种环境中去,并且能任意再现相同的现象。我们在前面已经说过,这一个实验的基本条件对于无机物相对地说比较容易完成,对于生物,尤其是对于温血动物,却困难得多。实际上,做实验时,不仅要注意大气环境的变化,还要注意生物的体内环境的变化,也就是说动物机体的现状的变化。如果以为只要做实验用的两只同种动物就可以获得完全相同的实验条件,那可是极大的错误。每一只动物的体内环境的生理条件各有极大的变异性,在一定的时间内,从实验的观点看,即使外表上相同的同种动物,仍然有很大的差别。我相信任何人都强调过研究这些不同的生理条件的必要性,并且指出过研究这些不同条件正是实验生理学的重要基础。

事实上,必须承认一只动物的生命现象的变化只根据体内环

---

① 杜曼理(C.Duméril),"通过青蛙机体的研究观察科学中发现的事实",《历史笔记》,1840 年。

境精确的和确定的条件而定。所以要力求找到这些生理的实验条件，而不在于填写生理现象变化的表格，从中采取平均数值以为就可以代表真相，那种作法所得出的结论，尽管是用准确的统计数字提供的，也还不是科学的现实，只是纯粹武断的结论。假使我们想从同种动物甚至一只动物的血液或尿液的各种分析上求得平均数字，这实际上是在抹杀体液的差异性。这些结果似乎体现着各种体液的理想成分，而实际上，这样的结果却不符合这只动物任何确定的生理状况。因为我已指出过，在饥饿状况下，排出的尿液永远具有确定的和相同的成分；我也指出过从任何一个器官流出来的血液，是随着这器官所处的状态的不同或休息或工作而完全不同。例如，如果我们想研究肝脏里的糖分，并且记录些有和没有糖分的表格，结果从平均数字上知道肝脏糖分或糖原材料的百分比，然而这些数字是毫无意义的，因为实际上，我已指出，在某些生理条件下肝脏总是含糖分，而在另一些生理条件下，肝脏绝不含糖分。假设现在我们处在另一个观点上，认为从肝脏里找出含糖的实验算作成功的实验，而找不到肝内含糖的实验就算失败的实验，这样就会堕入另一种更该受指责的错误中去。原来我曾经制定过一个原则，"永远不会有失败的实验"；在确定的生理条件下，一切的实验都是成功的，即使得到与预定相反的结果，也不削弱正面的结果。关于这个重要的问题，我以后还要谈到。现在我只想提请实验者注意：必须确定地把握住生理条件的重要性，因为这些条件正如我说过的那样是生理学和实验医学的唯一基础。下面我就要提出几个要点来，因为无论从生理学、病理学还是从治疗学上的意义讲，这些都是作任何一实验时都应注意的条件。

凡是做活体解剖实验,除去一般的大气条件之外,还得注意实验动物所具有的三组生理条件,即:解剖手术的条件;体内环境的理化条件;各组织的有机条件。

1.解剖手术的条件——解剖学是生理学的必备的基础,如果我们不事先深入研究解剖学,熟习精细的解剖术,以作好生理实验经常所需要的一切知识准备,那么我们永远也不会成为好的生理学家。事实上,一门用于生理实验手术的解剖学还没有建立起来。动物学界的比较解剖学由于过于流于粗浅和广泛,生物学家不能从中得到他所要求的精确部位的解剖知识。兽医学家们所研究的家畜解剖,由于观点太专门和太狭窄,所以对实验生理学家的用处不大。因此,生理学家只好经常自己动手,从事他作实验所必需的解剖研究。事实上,人们懂得为了了解和明确生理实验的结果,当需要割断某一股神经,连接某一段管道,或者注射某一条血管的时候,对作实验的动物的各部分的解剖部位必须先要具备绝对不可少的知识,有的生理实验在某种动物身上不可能作出结果来,所以明智地选择能鲜明地显示其解剖部位的动物,常常是一种实验成功和一个极为重要的生理学问题得以解决的基本条件。动物的解剖部位有时会出现变态的情形,对此我们也同样应当予以很好的了解,还要注意一只动物和另一只之间的差异性。所以我在本书的后面始终在留心讲解实验手术与解剖部位的关系,并且我将指出,生理学家之间不止一次发生意见分歧,原因就在于他们的解剖部位不同;在说明他们的实验结果时,他们却没有留意到这一点。生命只是一具机构,有些动物具有特殊的解剖结构,初看起来,像是没有意义,甚至是无关紧要的小节,可是它却常常完全改变生理的表现,并且构成人们所谓的特异功能。例如割断两股颜面神经,这一手术对马可以致命,然而对于和马的种很近的其它动物却不会致命。

2. 体内环境的理化条件——生命的表现是由外界各种刺激作用于各种活的组织,活组织具有应激性,从而反映出各自的生理特性的结果。因此,生命的生理条件不是别的,就是各种特殊的理化性的刺激物,它们促成机体的活组织表现活动。这些刺激物存在于外界大气之中或动物生活的环境里。但是我们知道,一般外界大气特性也渗入到生物体内的有机环境,在体内环境里存在一切外界大气环境的生理条件和体内环境所特有的其它一些条件。我们只能在这里指出体内环境的主要理化条件,提请实验者予以注意。此外,这些只是生命表现的一切环境所必具的条件。

水——如同一切理化现象表现一样,是生命表现第一个必需的条件。我们对于在外界大气环境中的动物可以分为水生与气生。但是这种区别法却不适用于各组织细胞。由于组织细胞浸渍于体内环境,对所有生物来讲,它们都是水生的,就是说它们以体液为生,并且体液都含有大量的水分。水的比例在体液里可达百分之九十至百分之九十九,当这种比例显著下降时,必然产生一些特殊的生理扰乱现象。假使把一只蛙从水中取出,放置在干燥的空气中,又在它体内注射具有内渗当量很高的药剂,使它血液中的水分减少,那么我们很快就会发现白内障和痉挛现象发生,而一当我们恢复了它血液中原有的水分,痉挛也就停止了。高等动物虽有精细的组织细胞,只要抽干它体内的水分,必然地就要致命;但是众所周知,对于低等小动物来讲,抽干体内的水分,它们只会出现生命的中断。只要恢复它们组织所需要的水分,它们的生机就又可以恢复,水是它们生命表现决不可缺少的一个条件。例如轮虫、熊虫和小麦线虫的恢复情况都是这样。有一批动、植物,在抽干了它们组织内的水分时,仍然有大量生机潜伏的情况。

温度——温度对于生命的影响也是很显著的。温度的升高更加促进生物现象的活力,正如理化现象的表现一样。温度降低会使理化现象表现能力减弱,并使生命表现迟钝。大气环境的温度变化构成四季,而四季的征候实际上是由地面上动、植物生命表现的变化来体现的。这些变化的产生只是动、植物的内环境或有机环境和大气环境相处平衡的结果。如果,我们在温室里培养植物,冬季的影响就感觉不出来,对于凉血动物和冬眠的动物也是一样的情形。可是温血动物却能够以某种形式在自备的温室里维持它全身的细胞,所以它们并不受冬眠的影响。在这里起作用的是一种平衡内外环境温度的一种特殊抵抗力,这种抵抗力在某些情况下可以被削弱,加之温血动物有时自己也可以发热或发冷。生命可忍受的最高温度极限一般不超过摄氏 75 度,最低极限不能低于动、植物体液能凝固的温度。然而,这两种极限可以变动。温血动物的体温正常在 $38°\sim40℃$,不能超过 $45°\sim50℃$,不能下降到 $-15℃\sim-20℃$,否则就会发生生理上扰乱,而当这些变化太急的时候,还会带来死亡。如果冬眠动物的温度逐渐降低,下降到最低点,它们的生命表观就会逐渐消失,直到保持嗜眠或潜在的生机状态时为止,如果外界温度不变,这种状态有时可以保持很长一段时间。

空气——空气是一切动、植物生命所必需的,因此它存在于体内环境。空气里所含的三种主要气体，如氧、氮和碳酸，都溶解在体液里，在这里各组织细胞直接呼吸，像鱼类在水里一样。如在动物体内抽出了气体，尤其是氧，生命就会停止，称之窒息性死亡。生物体内与体外气体之间存在着川流不息的交换。众所周知，动物和植物并不一样，它们在大气中存在的是交换的关系。

压力——存在于外界大气中，我们知道外界大气加于地球表面生物一个大气压力，等于约 76cm 水银柱高度的压力。温血动物体内血液循环所受的压力略高于外界大气压力，约高 15cm，但必须指出，这不是指组织细胞实际在忍受这种压力。此外，压力变化对细胞生命表现的影响虽然现在知道得还很少，但我们总该知道，在空气太稀薄的条件之下，动物就不能生存，因为不仅空气不能溶于血液，而且原来溶解在血液里的气体也将释放出来。这现象可以被观察到，试取一只小动物放在一台抽气机下，结果这只动物的肺被血液中冲出来的气体堵塞。节肢动物抗稀薄空气的能力大得多。正如各种实验的证明那样，海底鱼类有时能在几倍大气压力下照样生活。

化学成分——体外环境的化学成分是非常简单而固定的。它以同样的空气成分表示，除了会发生变化的蒸汽比重和某些带电的和臭氧的条件外。至于体内环境或有机环境的化学成分就复杂得多，并且动物本身越高级和越复杂，这种成分也就越多。我们已经说过体内环境永远是一种液体的环境：它们溶解着一定量的各种有机与无机的物质，它们的化学反应是固定的。最低等的动物也具有它独特的体内环境。一只纤毛虫也有属于它的内环境，这就是说，像鱼一样，尽管它在水里游动，但不和水混合。在高等动物的体内环境里,各个组织细胞像真的纤毛虫一样,就是说,它们有各自的体内环境,这不是大机体的内环境。例如,各个血球浸透了一种液体,这种液体不同于血球在里面浮游的血液。

3.各组织的有机条件——各种动物的有机条件与细胞的生命特性的演化或变异有关。有机条件的变异必然引起某些一般的变异,这里有必要提醒一下变异的主要特点。动物的结构越高级,则其生命的表现也越多变、越精细和越活跃。但是同时它的发病率也随着增加。正如我们已说过的那样,动物组织越复杂,必然实验越难做。

动、植物的种是由一些阻止其相互混合的特殊条件分开的,这就是说,不可以从一种生物给另一种生物受精或受粉、嫁接和输血。这些问题是很有趣的。但是,我以为将这些问题归结到环境理化特性的差异上去,就可以让人们接受和理解了。

在同一类动物内,同种动物也可以表现一些很引人注目的差别,这是很值得实验者加以注意的问题。就不同种的狗与马来说,我注意到它们各自特殊的一些生理特性,而这些特性是与某些组织细胞,尤其是神经系统的特性的差别程度有关的。最后,我们可以发现,在同种的动物身上有些动物存在的一些生理特性是由于某种组织细胞特性的特殊变化引起的。所以我们称之为特异功能。

同一个动物在演变的各阶段都不相同,这是由于年龄关系带来的差异。初生时,生命表现比较微弱,以后不久,变得很强烈,到老年又回复减弱。

性别与生殖器官的生理状态有时可以产生很深刻的变化,尤其在低级动物身上,它们在幼虫期的生理特性有时和成年后具备了生殖器官的动物的特性完全不同。

动物演变在各个变态时期所产生的机体变化有时是如此深刻,以致在这些不同阶段中对动物所作的相同的实验不能得出完全相同的结果。[1]

冬眠也引起生理现象的极大区别,在蛙或蟾蜍身上做实验,冬天的和夏天的结果也完全不同[2]。

饱食或饥饿,健康或患病,也能引起生理现象在强度上的极大变化,从而也带来动物抵抗某些毒物的影响以及染上这样或那样的寄生虫病或传染病方面的变化。

生活习惯也是改变机体的最重要的条件之一。尤其要在机体上做毒物或药物作用的实验时,应当特别注意这个条件。

动物的大小对于生命现象的强度也会引起重大变化。一般地说,小动物的生命现象比大动物更强烈,所以我们不能严格地将生理现象与动物的体重联系起来看待。关于这一点,我们以后还要讲到。

总之,综上所述,我们看到,动物实验是有无数的复杂条件值得生理学家予以注意的。不过,正如我们刚才指出的,只要我们在判断这些不同条件时对他们加以区别对待并指出其合适的主次关系,然后力求将这些条件与确定了的理化状况联系起来,那么,我们的实验就能获得成功。

---

[1]　席格莱(L.Ziegler),《关于情欲和胚胎》,汉诺威,1843 年。

[2]　斯坦尼尤斯(Stannius),《对生物返老还童的观察》,罗斯托克,1853 年。

第七节 动物的选择:取用不同的动物作实验对医学的好处

医生们对实验提出的各种反对意见中,有一条意见应当认真考虑,因为它的目的在于使人怀疑取用动物作实验研究对人体生理与医学是否有用处。事实上,他们说过:从狗或蛙身上作的实验所得的结论只能应用于狗和蛙,决不能用到人身上,因为人有自己特有的,并且与其它一切动物不同的生理与病理的性质。他们又补充说,如果要从人体得到真正的结论,那只有取用人体或与人体尽可能相近的动物作实验。我想一定是这样的看法使得古代希腊的盖伦选择猴子作他的实验对象,而中世纪意大利的维沙利之所以选择猪,大概也是由于猪的杂食性和人相近的缘故。今天,还有许多人用狗作实验,不仅是因为狗容易得到,而且还是因为他们觉得在狗身上作实验比蛙更能适用于人体而已。像这样的一些意见究竟有什么根据呢? 选择相应的有用的动物作实验对医生的重要性何在呢?

自然,为了实用医学的直接应用,用人体作实验总会得到最可靠的结果,这一点任何人都不否认。既然道德和国家法律都不允许在人身上做这样对科学有利的迫切需要的实验,所以我们有必要呼吁取动物作实验,并且我们还说:从理论观点来讲,各种动物的实验对于医学都是必不可少的;就直接应用的观点来讲,各种实验都是有用的。事实上,正如我们常常说的那样,研究生命现象有两点必须注意:第一点,是一般生命元素的基本特性;第二点,是每一种动物特有的解剖生理的形态结构和机制。可是,在生理学家与医生们可以用来作实验的各种动物中,有的动物比其它动物更适合研究用,这是根据这种观点得出的。现在我只扼要地说:对于一般组织的研究,用凉血动物或幼小的哺乳动物比较合适,因为它们活动组织的特性消失得比较慢,因此,可以更好地研究。此外,有些实验适宜选择某种动物,因为它的解剖结构对某些影响更加有利或特别敏感。我们在后面注意例举在进行每种研究时选择哪种动物合适的问题,这一点非常重要。在解决一个生理学或病理学问题时,往往只看实验对象选择得是否恰当,因为它是关系到结果是否更加明确,或更加令人信服的关键所在。

　　普通生理学和病理学必然建立在各级动物的组织研究上,因为普通病理学基本上不以各级动物机体对比较病理学的贡献为依据,它只是关于人体总体总的病理学,而不是科学词义上的一般病理学,正如病态机体必然的是由于它的单个或多个活细胞特性的病态表现而成一样。常态机体也必然的是由于它的单个或多个活细胞的特性的常态表现而成,各种活细胞既然在各种动物中性质相同,因此它们受相同的有机规律支配:生长、生活、患病和死亡;尽管机制表现有差别而呈千姿百态,但是它们受影响的性质是必然相似的。对一定的组织细胞起作用的一种毒素或一种病态条件,对一切中毒或病态动物都应达到同样的病状效力,否则细胞就不再是同一性质的。如果继续把活细胞在生命正常反应或病理反应影响下的相反或不同的表现看作相同的性质,这就不仅全面地否定了科学,而且还给生物学带来混乱和困难,必定妨害它的发展。因为在生命科学里支配其它一切的第一特征,就是生命特征。

毫无疑问,这一生命特征在它的程度上和表现方式上可以根据健康的或病态的机体表现的环境或机制的特殊情况而呈现很大的差别。低级动物的各种活细胞就不及高级动物的活细胞表现分明,所以它们受病或致死的影响也不如高级动物那样容易发生。但是在同类、同属或同种的动物里也存在一些固定的或暂时的差异,生理医学家应绝对了解和明白这一点,因为这些差异虽然很微小,但对表现的现象会带来根本的差别。所以生命科学的问题正在于:在千差万别的各种特殊现象表现的环境中寻求生理学和病理学现象本质上的统一性。所以各种动物实验是比较生理学和比较病理学的基础。我们以后还要举出例子,来证明上述这些观念有多么重要。

在高级动物身上所作的实验每天都在为特殊的生理和病理问题指点光明,它们正用于实践,即医学或卫生方面。在动物身上作的有关消化生理的研究可与人体的同样现象作明显的比较。鲍蒙对加拿大人的观察和我们对狗作胃瘘管的观察比较已经充分证明了这一点。用动物作脑脊神经或血管运动神经和交感神经分泌作用的实验,和循环系统的实验一样在各方面都可以用到人体的生理与病理上来。用有毒药剂或在有害环境下对动物作实验对人体卫生和毒理学极有益处,并会收到很好的成效。对动物作药物或毒物的研究同样完全可供人体治疗学参考。正如我已指出过的那样①,因为这些药物对于人体和动物的效果都一样,只是程度上有所差异而已。在病理生理学关于骨痂的形成和脓的产生的研究,

---

① 克洛德·贝尔纳,"关于鸦片及其生物碱的研究"(《科学院报告》,1864 年)。

以及比较的病理学研究中许多其它用动物作的实验,对人体医学都有无可争议的好处。

但是,除了人和动物这些相似处以外,必须承认也有一些差异。例如,从生理学观点看,感觉器官和大脑功能的实验研究必须在人身上进行。因为,一方面人比动物高级,具有某些动物没有的机能;另一方面,动物不能告诉我们它们体验到的感觉。就病理学的观点看,我们也看到人和动物之间有一些不同,如动物有些寄生性的疾病,而人不会感染;相反的情况也一样。在这些疾病中,有的病可以在人体与动物之间互相传染,而另一些病又不传染。最后,某些腹膜炎或其它器官的炎症在人体和各种各类动物中的敏感性表现程度不等。但是,这些差异不应当阻止我们作动物实验和进行病理研究,从而阻止推断人体观察的动机。恰好相反,它们应成为对动物实验的更充足的理由。各种动物向我们提出许多重要的病理倾向差异性,我说过,从狗、驴、马等家畜当中还发现了同种各族间都各具有极其特殊的生理的或病理的敏感性,我甚至看到同族动物个体之间的差异经常是相当明显的。可是,正是这些差异性的实验研究才能够给我们解释在不同族的人体或同族的个别人身上也具有我们观察到的这种个别性的差异,医生们称之为个性差异或特异功能。这些个性差异不停留在机体的不确定状态,一经实验研究就成为生理学一般性规律里的特殊例子,而这种规律也就是实用医学的基础。

总之,我的结论是从动物实验所得出的生理学的、病理学的与治疗学的各种结果,不仅可以适用于理论医学,而且我想如果对动物不作这种比较研究,那么实用医学永远不会具备科学的特点。

关于这点,我想借用布丰说过的一句话来结束本节,也许这句话在哲学上另有意义,但是此处却有真正科学的含义:"假使世间没有动物存在,人类的性质还将更难理解。"

第八节　动物比较和比较实验

动物实验,尤其是高等动物实验是极其复杂的,而且还伴随着能预料到的或预料不到的许多错误因素。为要避免这些错误因素,必须采取十分谨慎的态度行事。事实上,每当我们想对动物机体的某些部分作实验时,势必常要割裂它的身体。因此,必然引起某种直接或间接的生理扰乱,这些扰乱足以蒙蔽、改变或毁坏实验的结果。由于这种实际上的困难,常使动物实验研究发生错误,于是也就给那班反对实验研究的人以借口。但是如果借口科学方法不完备,而拒绝采用这种方法,那么科学就永远不会进步,唯一的办法就是改进这种方法。生理实验的改进不仅在于改良工具和手术方法,还在于更合理地使用和很好地调整"比较实验"。

我在本书第一篇第二章第八节曾经说过:不应将实验反证与比较实验混为一谈。反证决不是暗示在观察事实时可能发生错误的原因,其前提是假定错误原因全部避免了。所以他的任务只在于追问实验的推理,判断某一现象和它的近因之间的关系是否正确和合理。因此,反证只是用分析来检验综合,或者用综合来检验分析。

比较实验则相反,它只是一种在观察事实的基础上从可能混淆的情况或其它现象中澄清事实的方法。但是,比较实验又不确切是哲学家所称的差异法。当实验者面对着含有好几种成分凑合成的复杂现象时,他要进行鉴别,也就是说,他要一个一个地把这些成分逐步地区别开,从而看出每一个成分在总的现象中与其它成分之间的差别。但是,这样的研究方法有两个假定前提:首先,它假定研究者已经知道构成这种现象表现的各种成分的数量;其次,它还承认这些成分相互不组合,以便它们的作用混合在最终和谐的结果中。在生理学上很少能够应用这种差异法,因为我们差不多永远也不能夸口说:我们已知道了表现某一完整现象的各种成分和条件;其次,因为在许多情况下,机体的不同器官可以相互补充或替代,表现现象时有共同部分,并且这些器官多少会掩盖有限的局部切除后产生的后果。例如,我假想,只从一股一股的肌肉上单独而逐渐地麻痹整个身体,结果受到麻痹的肌肉的紊乱作用多少被邻近的肌肉所补充和恢复。于是,我们下结论说,特别是每一股肌肉在全身运动时都起作用的情况很少。像这样清楚地判断错误原因的性质,就如实验者一块一块地拆除墙砖一样:假定每次只抽动一块砖并不能拆倒一堵墙,于是就推理说任何一块砖头都与支撑这堵墙无关是一样的错误。比较实验在生理学上应当解答的是完全不同的观念:它的目的是将最复杂的研究归纳到统一性中去,其结果是全面排除一切已知的或未知的错误原因。

生理现象是极其复杂的现象,如果我们一定要对做手术的机体先确定它的一切变化,然后严格地在活动物身上做实验,从来是不可能的事。但是幸而我们可以借比较实验孤立所要研究的某一现象,把它和外界可能的一切错综复杂的条件分开。而比较实验达到这个目的的办法是在作比较的另一个相似的机体上增加各种试验变化,至少一种变化是我们想要进行的。

　　例如,当我们想了解某一部位很深的器官被解剖或切除后的结果怎样时,我们必须考虑到这一点手术会伤害到许多邻近相连的器官,就必然产生生理混乱,因此在这总的结果中,分清哪一点是由于手术方法引起的损伤,哪一点是由于器官的解剖和切除的影响,我们怎样从生理上判断它们的作用是很必要的。避免错误的唯一办法就是取两只相同的动物做相同的实验。但不要解剖或切除要实验的那一只动物的器官。于是,这两只动物身上的一切实验条件都相同,只有一只切除了某一器官,器官的功能通过对这两只动物观察的差异就显露出来。比较实验是实验医学通用而必须的一种方法,它适用于一切研究,无论是研究各种药剂对于整个生理协调的影响,还是采用活体解剖认识身体各部分的生理功用。

　　比较实验有时可以用在同种的两只动物身上,有些实验条件应尽可能相同;有时还应在同一只动物身上做实验。当我们应用两只动物时,我们已经说过,把这两只相同的动物放在相同的条件下,只少了一个相同条件,以作比较。这种比较法的前提条件就是两只作比较的动物必须非常相似,使得我们从它们身上看到的差异通过实验不可能认为是它们本身结构上的差异。当我们要对某种特性非常确定且容易区别的器官或组织作实验时,只要用两只同种动物作比较就够了。但是,反之,当我们要比较精微且多变的生理特性时,最好在同一只动物身上作比较,根据实验性质也许可以在不同时间连续作几次实验,也许可以在同一时间在同一个机体的几处相同的部分作实验。事实上,要研究的现象越是精微和多变,就越难于掌握它的差异,就这方面讲,我们说过世上决没有两只绝对相同的动物。此外,不同时间在同一只动物身上做实验也可以不相同。因为它处在不同的条件下,或者因为它的机体已习惯了以前给它作过的实验或手术,所以它的感觉变得比较迟钝了。

第九节　生物现象研究中计算的应用:平均值和统计学

总之,有时必须把比较实验扩大到动物以外,因为错误的原因也可能是由于实验用的工具引起的。

这里我只指出并确定比较实验的原则,该原则在本书某些特殊地方还将有所阐述。本书第三篇里我将举出一些例子指出比较实验的重要性。比较实验确实是实验医学的基础,事实上,不难证明,几乎所有的实验错误都是由于忽视了用比较法判断事实或是由于相信了可作比较的情况,而没作比较引起的。在实验科学上,现象的测量是一个基本要点,因为用定量测量法表明一种因果的关系,才能建立一种现象的规律。假使在生物学上要想认识生命的规律,不仅应当要观察和验证生命现象,而且还要用数字来确立这些现象与别的现象相互之间的强度关系。

在自然现象中应用数学是一切科学的目的,因为表示现象规律总是应该采用数学。为此,必然使用计算表现的数据才是充分分析的事实的结果。在现象之间建立一个方程式,会使我们完全明了现象的条件。但是依我看来,对于大部分的生命现象研究,这种尝试现在还为时尚早。正因为这些现象确实极其复杂,除了我们认识的有些条件以外,我们不仅假设,而且肯定还有许多其它条件为我们所完全不知。所以我认为现在对于生理学与医学来说要寻求最有用的途径是竭力发现新的事实,而不是忙着将科学具有的一切纳入方程式。我这意思并不是谴责数学在生物科学上的应用,因为将来必然要沿这条路走才能建立科学。不过我确信一般方程式现在还不可能应用,现象的"定性"研究必然要在"定量"研究之前。

物理学家和化学家常常力求使用计算归纳生物的理化现象。在古代和现代的学者中间,有些最卓越的物理学家和化学家想建立动物机械原理和动物化学原理统计规则。虽然,理化科学的进步,使我们现在比过去更容易解决这些问题,但是我认为现在还不可能得到这样准确的结论,因为生理学的基础还不能确定这些计算。例如,我们固然可以用统计表来表示一只活动物每天消费的食料和排泄的废料的分量,但是这些只不过是一些抽象的统计数字,并不能说明生物的营养现象的本质。正如有一位荷兰的化学家所说,我们也许想说:看见某一幢房子,每天从门口进去多少东西,又看见从房子的烟囱里冒出了多少烟,就能够确切地知道了这一家的营养状况和出纳两项物质分量的情况;但是,如果要问到两项之间的实际经过,就完全不知道;大部分是创造性的各式各样的想象,何况数字常常容易更适合证明各式各样的假设。25 年以前,我开始献身生理学研究,我自信是最先努力对机体内部环境作实验的一个人,而目的为了逐步揭示实验动物体内物质的变化,使得化学家能从理论上解释这些变化。当时我作了一些实验,研究糖分在体内怎样毁坏的过程,这是食料中最确定的物质成分之一。

但是我没理睬糖分毁坏的情况,我从这些实验发现:①无论食料的性质如何,动物机体本身原来在不断地制造糖分。此外,这些研究还使我相信:动物机体环境内完成了无数极复杂的理化现象,它们产生许多我们还不知道的其它产物,这些产物也不是化学家用平衡方程式能得出任何结论的。

在生理现象研究中关于生命的化学平衡及各种数字精确性所缺乏的知识,决不是化学本身的说明,也不是计算的严格性,而是它们的生理学基础,因为大部分时间,是由于基础不完备才有错误。因此,根据这个不完备的实验结果作为出发点和不是每一步都检验推断是否合理来进行推理,就容易出错误。我要举出这种计算的一些该受到指责的实例,尽管这些例子取自我极高评价的一些著作里。例如德国的皮德和斯密特于 1852 年发表的关于消化与营养方面的一些很重要的著作。他们的研究里面包含第一手的丰富的好材料,但是他们的计算推理,照我看来,常常是偶然性的或错误的。例如,他们取一只体重 16 公斤的狗作实验,从狗的颌下腺里安装漏管,以观察唾液的分泌。他们得到了一小时内分泌唾液 5.64 克的数字报告,由此得出结论说,这只狗的两个颌下腺应当每小时分泌唾液 11.28 克。以后,他们又在这只狗的一个腮腺上安置另一个漏管,测量出一小时内分泌唾液 8.78 克,这就是说两个腮腺一小时应当分泌 17.58 克。现在他们更进一步说,如果要把这些数字推论到人体,必须先证实人体平均重量大约相当于这只狗的四倍,也就是约 64 公斤左右。因此根据这方面的计

---

① 见本书第三篇。

算，我们知道人体两个颌下腺一小时应当分泌唾液 46 克，一天就是 1.082 公斤。人体两个腮腺一小时应当分泌 70 克，一天就是 1.687 公斤。若一个成人的唾液腺在 24 小时内分泌液按一半计算，约为 1.04 公斤等等。①

　　这里面只有一个数字是真实的，正如作者亲身感到的那样，那就是从狗身上实验所得的直接材料，但是由此推断的一切计算都建立在不可靠的或错误的基础上。首先，用一个腺的分泌量乘上二得出两个腺的分泌量，这种算法不正确，因为生理学告诉我们左右两侧的唾腺往往是交替地分泌，而且当一侧的腺体分泌较旺时，另一侧就分泌较少；再则，除去两个颌下腺与腮腺以外，还有其它的唾腺，这两位学者没有提到。此外，认为用 24 乘一小时内的分泌量就得出一只动物在一昼夜内的分泌量，这种说法也是不正确的。事实上唾液的分泌不是连续地工作，只有在进餐或受到刺激的情形之下才显著；其余的时间停止分泌或分泌极少。最后，从狗的实验所得的唾液量也不是一个绝对量；假使他们不刺激狗的口腔粘膜，可能得不到一滴唾液；反之，假使他们改用比醋更强或更弱的刺激物，结果所得的唾液将更多些或更少些。

　　现在谈到上面所说的计算应用到人体上，那又更要引起争论的。如果我们增加唾腺重量获得的唾液量，还可以得到比较近似的数值，而这两位学者却以人或狗的整个体重来计算唾液量，那我就不承认了。试想两者组织构造的性质，以及计算的唾液分泌现

---

　　①　皮德和斯密特(Bidderet Schmidt)，《消化液和新陈代谢》，莱比锡，1852 年，第 12 页。

象该有多大的区别,而我们却依据两者的整个体重便去评价某一生理现象,我以为是完全不正确的。

在关于营养研究的部分,皮德和斯密特作了一次十分重要的试验,也许是一次前人从没作过的艰辛试验。他们对一只雌猫进行了初步分析,并列出了在给它喂食八天,饥饿十九天中它摄取和排泄物质的对照表。但是,这只雌猫在他们不知道的生理条件下,它原来已经怀孕了,在实验期的第十七天生下了一群小猫。在这样的情形之下,这两位作者竟将一群小猫当作母猫的排泄物看待,并列入排泄物,当作体重损耗项下计算。[①] 像这种应该明确的复杂现象,我以为必须正确说明情况。

总之,我认为如果上述的化学统计方式应用到生命现象研究时,数字竟和事实相符合,那只是一种偶然的巧合,或者是由于实验者的情绪支配和修正了计算。然而,我要再说一遍,我刚才所提出的批评,从原则上讲,不是指生理学中应用数字计算,而是仅指在生命现象复杂的现阶段的应用而言。在这里,我有幸可以引证这方面有权威的一些物理学家和化学家的意见。例如有两位化学家雷尧和莱珊,在他们的一份关于呼吸作用的有名报告上,对于引用数字以建立动物体温的理论说过这样的话:"我们不怀疑动物体温'完全'是由于体内贮藏的化学反应所产生,但我们认为这种现象过于复杂,决不可能根据消耗的氧气量计算出来的。体内呼吸所消耗的物质,一般由碳、氢、氮或氧所组成,其成分的比例常常有极大的差别。当这些物质被呼吸作用完全分解了以后,原来所含

---

① 皮德和斯密特,同前。

的氧形成水分与二氧化碳,因此释放的热力必然和假定游离的氢和碳的燃烧所产生的热力不同。此外,这些物质并不能全部分解,其中一部分转换成其它的物质,在体内起特殊的生理作用;或者氧化为尿素、尿酸的形式排出体外。然而在体内产生的物质,在转化和同化过程中,有的化学反应释放热力,有的还吸收热力,但是这些现象极其复杂,很少能用数字来计算它们。所以在拉瓦锡、杜龙、狭斯伯莱茨等所作的实验里发现动物释放的热量,几乎等于碳酸物中的碳和用无根据的假设来估算一定量的氢在燃烧时所发出的热量,并且承认在碳酸里没有发现的那一部分消耗的氧已变成水中的氧①。所以,这是一种偶然的巧合。"

　　所以,生物的理化现象今天还很复杂,只能用"假设"来说明它们的全部现象。为了要准确地解决这样广泛的问题,必须从分析这些复杂的反应结果开始,然后用实验的方法将这些结果分析为简单而明了的问题。我已用这种分析方法作了一些尝试:我不忙着解决整个营养问题,先要确定某一确定组织形成的某一器官,例如一股肌肉、一个腺体、一股神经运行的理化现象的性质,同时还要注意这些器官工作或休息时的状态。我进一步指出,我借助神经可以任意调节某个器官休息和工作的状态;当我们预先将周围神经和神经中枢隔离时②,我们甚至可以局部控制各个器官,使它们和机体不发生影响。当我们这样分析了各个组织和各个器官的

---

　　①　见莱诺和雷赛脱(Regnault et Reiset),"不同类的动物呼吸的化学研究"(《化学物理学年报》,第3系列,第26卷,第217页)。

　　②　克洛德·贝尔纳,"论腺分泌和休息状态时血液的颜色变换——肌肉休息和收缩时的血液分析",《体液教程》,巴黎,1859年。

理化现象之后,这时才可以力求理解营养的全部现象,才可以在坚
实的基础上,也就是说在研究精确的、全面的和可以比较的生理事
实的基础上进行化学平衡。

在生物学上经常使用数学的另一种形式就是采用平均数或统
计方法。如果把它们用在医学和生理学上,可以说必然要导致错
误。自然,造成这种错误的原因有好几种,但在生理现象上应用计
算的最大障碍实际上仍然是生理现象过于复杂,它妨碍现象确定
和相互进行充分的比较。医学上与生理上应用"平均数"常常只能
给出一种貌似而实非的准确性,而且还抹杀了生物现象的本质。
按我们的观点,这类平均值可以区分为:物理的平均值、化学的平
均值和生理或病理的平均值。例如,假使我们用摇动测血仪观察
一日中脉搏的次数和血压的强度,得到真实血压的数字或平均值,
或者了解脉搏的真正数字或平均值,精确地说,得到的数字是假
的。事实上,脉搏数和血压强度在饥饿状态下要低些,而在进餐、
运动、休息或其它因素的影响下则要增高些。所有这些生物现象
的本质在平均值上表现不出来。化学的平均值也是经常用的。假
如我们取一个人在 24 小时内所排出的尿液,为了分析尿液的平均
值,将所有尿液混合,这样要精确分析尿液是不可能的,因为饥饿
中的尿液与消化时的尿液不同,而在混合尿液里这种区别就已消
失。曾经有一个生理学家竟异想天开到了离奇的境地:他从欧洲
某个有各国人进出的火车站的便池里取回尿液。他竟认为这样分
析就可以得出欧洲人尿液的平均值了。除去上面所举的物理和化
学的平均值外,还有一种生理的平均值,或者说某一生理现象的平
均描述,那是更加错误的事情。我假定某一医生搜集了对某一种

疾病的许多特殊的临床观察,然后他从这些特殊病例观察到的所有症状中整理出一份平均病象的说明,像这份说明在自然界里是永远也找不到的。同样,在生理学上,永远也不可能产生平均实验的描述,因为生理现象的真正关系不会在平均值之中体现。当我们进行一些复杂而多变的实验时,必须研究不同的情况,然后总结最准确的实验作为典型,因为它永远代表真正的事实。至于平均值,在我们刚才谈到它的情况下不必采用,因为平均值是:想包括其实搞混淆;想简单反倒出错误。平均值只能用在归纳差异极微的有关数据于极其确定且又"绝对简单的"现象之中。

最后,我还要指出那种依据动物体重作为衡量生理现象的标准也是许多错误因素当中的一种。多年来生理学家常采用这种方法研究营养现象(见本节前部)。例如他们观察某一动物在一天之内消耗了多少氧或者多少分量的某一种食物,于是他们就取这只动物身体的重量来除消耗的氧或食物的分量,从而得出每一公斤体重消耗多少氧和食物。这种方法也可以用来测量某种毒剂或药物的分量对于动物的作用。如毒死一只动物所需马钱子碱或箭毒的极限量,并且用动物体重除以服用的毒药量求出单位体重的中毒量。为了精确起见,在我们刚才所例举的试验中,不应当依据动物体重,而应当依据动物血液的分量和中毒部分的重量来计算。否则,不可能从这样的推算中得出任何直接的规律。但是还有其它条件,甚至也影响这种实验,如:年龄、体格、消化状况等,诸如此类的生理条件都应该放在第一位来考虑。

总之,只要一切生理条件都已经准确地确定,那么一切计算的应用必然都是极正确的。所以,今天生理学家和医生们应集中全力来确定这些条件,这才是生物学真正准确性的所在;否则,如果这种初步的研究没有完成,得出来的所有数字都将是不正确的,并且虚假得越是表现上显得精确,而提供的数字越不可靠。

至于"统计学",它在医学上起过很大作用,当它成为一个医学问题时,这就有必要加以研究。采用统计学的第一个条件,应当是应用统计所列举的事实必定是经过正确观察得来的,以换算到可以相互比较的标准单位。可是在医学上,这样的情形经常碰不着。凡是熟悉医院业务的人都知道,用作统计基础的测量含有很大的错误因素。首先,各种病名常常是偶然起的;或者由于盲目诊断;或者由于死因是由一个没有看过病的学生,甚至由一个不懂医学的行政管理人员填写的,忽视了科学的重要性。关于这方面,只有依据统计人员亲自收集的结果所作出来的统计才是有价值的病理统计。但是,在这种情况下,决不会有两个病人得的病完全相同。因为年龄、性别、体质和许多其它情况总会有一些差异。由此可知,从对事实比较中推论的平均值或比率总是有争议的题目。所以,即使在理论假设上,我也不能承认有绝对相同的,而且可以用统计数字比较的生理事实,它们必然在生理性质上有某点不同,否则,统计数字就会导出科学的绝对准确的结果,而统计学只能引出"概率",永远不会有"可靠性"。我承认,我不理解为什么有人从统计学上得出的结果叫做"规律",因为我认为科学的规律只能建立在可靠性和绝对的必然性上,而不是建立在"概率"上。上述意见可能偏离了我本来的题目:我是说以概率计算为基础的统计方法可能有价值,虽然如此,我还得在这里再补充一句,我指的是统计学在生理学上的一般应用,尤其是用在医学上的情况。

　　在一切科学范围内,应当承认两类现象:一类是原因现已确定了的;另一类的原因则尚未确定。对于第一类原因已确定了的现象,统计学已无用武之地,再统计就荒唐了,所以试验情况一旦明确就不用再作统计。例如,我们用不着收集情况去了解多少次实验氢与氧可能组合成水;同理我们也用不着去了解割断坐骨后多少次试验可以使肌肉瘫痪。这些效果都永远必然产生,绝无例外,因为现象的原因都已是完全确定了的。所以,只有在对于某一现象包含的条件还不曾确定的时候才会使用统计学。但是我们应当明白,正是因为我们没有其它方法可想,才求助于统计学。据我看,既然统计学不能产生科学真理,因而也算不得是决定性的科学方法。这里需要举出例证以说明我的意思。上面提到过两位实验者做过两次实验,他们发现脊髓神经的前根不具备感觉性,但是,另外一些实验者做了同样的实验,他们发现脊髓神经的前根具有感觉性。像这样的情况似乎也可以尽可能进行比较,因为这是用同样的方法作同样的实验,在同样的动物身上,而且是同样的脊髓神经的前根。那么,我们是否就应当计算正反两面的数字,譬如说前根在百分之二十五的情形下是有感觉性的,这能算定律吗? 或者承认这种实验要大量地做,然后依据多数结果的原则,就确定前根是有感觉性或无感觉性的? 像这样的统计是可笑的作法,因为这里面必然有一种原因使前根有感觉性,又有另一种原因使它无感觉性,应该找出原因来。我就是这样研究的,并且我找出了原因。现在我可以说:在某些确定的条件下,脊髓神经的前根"永远都有感觉性",而在另一些同样确定的条件下,它却"永远不会有感觉性"。

　　我还要再举一个外科医术的例子。有一位有名望的外科医生用同样的方法作了一批切开膀胱取结石的手术之后，他列出了一份死亡和病愈情况的统计表。根据这个统计表他下结论说：这种手术的死亡率是五分之二。好吧！我要说，像这样的统计率从科学上来讲决不能说明任何问题，而且对于进行一项新的手术没有提供任何的可靠性。因为，我们无法知道，这项新的手术究竟会治好病人呢还是治死病人。所以，真正该做的事，不是凭经验去搜罗事实，而是要更正确地去研究这些事实，研究其中每个事实的特殊的必然性。必须要特别小心地研究死亡病情，尽力发现那些致命事故的原因，目的是要控制住这些原因，并避免这类事故发生。假使我们确实认清了治愈和死亡的原因，那么在一种确定的情况下，我们总会把病治好。事实上，我们不能认为医治结果有好有坏的病情是完全相同的病症。很明显，在那位死亡的病人身上，当初必然包含有某种致死的原因，而这种原因在那些医治好了的病人身上不存在。问题就在于需要确定这"某种原因"，我们才有可能确切地认清、预料和控制这些现象，并且只有这样，才算顺应了科学的必然性。但是，这样的结果不是靠统计方法便能得到的；统计学过去不曾，现在也不能告诉我们关于现象性质的任何知识。我刚才说的这些意见也同样适用于为了了解某些药剂治病的效力而作的各种统计。除了我们没有计算自己复原的病人外，统计学绝对没有告诉我们药物作用的方式，虽然药物有效；也没有告诉过在人身上起作用的治愈机制。

　　有人说，在统计的各种错误因素中，偶然巧合能起很大的作用，只有根据多数律才可以下结论。如此说来，医生只能按"多数律"看病。而据一位大数学家的说法：多数律对一概而论永远是对的，对特殊情况而言永远是错的。这意思就是说，多数律对于特殊情况毫无意义。可是一个医生的任务是要了解他的病人是否痊愈，只有研究科学的必然性才能指引他达到这种认识。我不明白以统计学为根据能否达到这种准确而实用的科学。事实上，统计的结果，即使是多数律求得的结果，似乎也在向我们指出在现象的变化中还要有一个大数才可引出定律。但由于大数是无限的，因此永远也不会告诉我们关于特殊的情况，这是连数学家也都承认的事实。因为他们认为：如果红球连续滚进 50 次，这就足以证明白球滚进 51 次的原因是运气更好。

所以统计学只能产生臆测的科学，但永远也不能产生积极的和实验的科学，也就是依据确定的规律来控制现象的科学。对于一个特定的事例，用统计学可以得到一种或大或小的概率臆测，但是决不能得到可靠性和绝对的必然性。无疑地，统计学也可以指导医生的临床诊断，这一点对医生是有用的。所以，我不反对统计学在医学上的应用，但是我要责备以此为满足的态度，以为统计学应当作为医学的基础。就是这个错误的观念，使得有些医生竟认为医学原本只是一种臆测的科学，于是，他们下结论：医生是一名艺术家，他应当凭他的天才，他的医术技巧来补足特殊情况下所不够的知识。这些正是反科学的观念，我们应当竭尽全力反对，因为就是这种观念才使医学长期处于停滞不前的状态。一切科学起初必然都带有臆测性，甚至到现在，在各门科学里都还有臆测性部分。今天的医学几乎到处都还有臆测性，这一点我并不否认。但是，我要说的仅仅是现代科学应当竭尽全力走出这种不属于确定的科学的临时性的状态。这不是只对医学而言，其它科学也一样。医学的科学状态比较难于达到，需要更长的时间，因为医学具有复杂的现象。但是，作为科学家的医生的目的在于将不确定的事物纳入确定的事物之中，这在医学里和其它科学是一样的。所以，统计学只用在对所观察的现象原因尚未确定的一些情况中。在这种情况下，照我看来，统计学只可以用来指引观察者去探索非确定的原因，而决不能引导我们去研究任何真正的规律。我强调说明这一点的意思是，因为有许多医生过于相信统计学，他们认为只要统计学是建立在小心观察过的，可以互相比较的事实上，那么，统计学就可以引导我们去认识现象的规律。我已大声疾呼过，事物不是千篇一律的，因此统计学只不过是一种根据观察凭经验点数的学问。

总之，医学如果建立在统计学基础上，医学永远只能是一种臆测性的科学，只有建立在实验的必然性上，它才可以成为真正的科学，也就是说可靠的科学。我认为这一观念是实验医学的中心部分，因此，实验医学家所持的观点和观察医生不同。事实上，实验医学家认为只要某种现象以一定的形式表现了一次，为了使人承认在相同条件下，它永远都要以这种方式表现。假如它改变了表现方式，那一定是因为条件有了改变。但是规律只存在于实验的必然性里，而不具备这一条，就没有科学可言。可是现在的医生似乎一般还相信医学上可以有灵活性，不确定的规律。如果我们想建立科学的医学，必须清除这种错误的观念。科学的医学必须要有准确的、确定的规律，正如其它科学的规律一样，这些规律从实验的标准得来。关于这些观念的说明，我将在另一专著《实验医学原理》里叙述。书中陈述我的思想,简单地说,就是把实验方法的原理应用到医学上,目的在于使医学成为一门以实验的必然性为基础的正确的科学,而不是把医学变成一门以统计学为基础的臆测性的科学。事实上,臆测性的科学可以建立在不确定的原则上,但是实验科学只承认确定的或可以确定的现象。

只有实验的必然性才可以产生唯一的绝对的规律。一个认识真正规律的人,他不会再随心所欲地预测现象。统计方法的不确定性给人的思想以某种程度的自由。但这种自由要受到数字本身的制约。这意思正如哲学家所说,自由开始之时,正是必然性观念消失之际。可是当这种不确定性增大时,统计方法就不再能掌握必然性,并将它放在一定变化的限度内。于是,我们也就超出了科学的范畴。因为,我们被迫只好乞求于偶然性或某种不可测的原因来判断现象。自然,我们永远不会达到一切事物的绝对必然性的境界,否则人类也就不复存在。因此,一切科学里总存在着相对的不确定性,医学比其它科学更是如此。但是人类智慧的胜利在于随着它使用实验方法去达到必然性的境界的同时,逐渐缩小和克服非不确定性。这才能满足人类的愿望,因为只有这样,人类才能扩大,并将日益扩大它对自然界的权力。

第十节 论生理学家的实验室和实验医学研究的各种必要的手段

一切实验科学需要有一个实验室。那里是科学家带着从自然界观察到的各种现象,回来用实验分析的手段探索和理解的地方。

医生的研究对象必然是病人，因而他的第一个观察场所就是医院。但是临床观察只能使他认识疾病的形态与进程，而不能使他了解疾病的性质。为此他必须深入了解人体内部，并探索内部哪一部分的功能受到了伤害。所以，这就是我们要将病理检查与尸体解剖紧密结合起来的原因。但是，今天这些方法都不再够用，必须进一步对活人机体内细胞现象作研究和分析，并将他的正常状态与病理状态作比较。我们在前面已指出，单靠解剖学不足以理解生命现象，还必须加上作为生命表现的必要因素，即正常的或病态的一切理化条件的研究。像这样的简单说明，已使我们感到医学生理学家的实验室，应是一切实验室中最复杂的一种，因为它要实验的生命现象正是自然现象中最复杂的一种现象。

图书馆也应该看作是实验者和医生的实验室的一个组成部分。但是其作用是供给他阅览前人的观察、实验和理论，以认识和征服自然，并不是为了从书本里找到现成的各式各样的观点，使自己放弃继续工作和进一步研究自然现象的责任。不懂装懂也是实验科学进展的一大障碍。这类假博学者以名人权威来代替事实，从而使科学停留在盖伦思想上达几百年之久，而没有人敢触犯它。这种科学上的迷信一直持续到孟迪尼和维萨里首先起来反对盖伦为止。由于他们对人体进行了解剖，纠正了盖伦的意见，从而被看作革新家和真正的革命家。真正科学上的博学就应当永远这样实践。科学上的博学必须与自然界的探索研究永远形影不离，俾使检验人们议论的事实和判断有争论的意见。因此科学在进步的历程中，由于用正确的实验批判澄清了问题而更加简明，却不会被发掘和积累的众多事实和意见裹足不前，弄得很难判明真假。我在这里不想过多的批评有关医学文献家和医理哲学家在研究中所犯的大部分错误和错走的方向，将来如果有机会我会在别处再解释这个问题。目前我只想说，按我的看法，所有这些错误的根源在于经常混淆科学创作和文艺创作、科学批判和艺术批判，科学史和人类史之间的区别。

文艺创作永远不会过时，因为它是人性永恒感情的表现。我们还可以加一句，哲学观念代表各个时代人类精神的走向。所以，我们要怀着很大兴趣去研究前人给我们留下的一切，因为在这方面他们还可以成为我们的典范。但是科学知识却是这时变异并扩充着的，获得的知识越多，它就越要变化和改进。因此今天的科学必然超过昨天的科学。所以，我们没有任何理由从古人的知识堆里去寻找对于现代科学有所增益的东西。他们的理论必然有谬误之处，由于它不包含新发现的事实，所以对于现实科学没有任何实用的好处。因此，一切实验科学只有不断向前发展，它的事实才会取得进步。认为从前代留给我们的旧书研究中能够推进科学，这倒是一件荒谬的事情。从旧书里只可以找到科学精神的历史，但那是另一回事。

毫无疑问，参考科学文献对于了解前人作过的工作是必要的。但用文艺的做法进行科学批判，对于科学则毫无用处。事实上，评价一部文艺作品，不一定需要批评者本人也是一个诗人或者艺术家，而对于实验科学则不然。如本人不是一位化学家，决不能评价一篇化学文献论文；同样如本人不是一位生理学家，也决不配评价生理学的学术论文。假使我们想从两个不同的科学见解中决定是非，语文学家或翻译家的学问再深，也无济于事。自身应当深湛地精于科学技术,甚至应当是这门科学的里手,自己可以动手做实验,做得比有争论意见的人更好。我以前讨论过关于迷走神经和副神经吻合的解剖学问题[①],威廉、斯卡伯、皮晓夫等也曾就该问题发表过一些不同的、甚至是相反的意见。那些博学的考据家至多只能把这些不同意见带回来,核对一下它们的内容,看有多少正确性,但他们决不能解决这个科学问题。为了更好地进行神经吻合术,必须自己动手解剖,改进解剖工具,并从本质上核对每个解剖学家所记录的情况。我就是这样做的,结果,我发现那些作者的不同意见的来源在于,他们对两股神经的分界看法不同。因此,只有把解剖学向前推进,才能解释解剖学上的分歧问题。所以,我不承认科学上可以像文艺界那样,也有批评专家。每门科学的批评家,如果想对科学真正有用,应由各门科学的科学家和第一流的权威来承担。

　　另一种常犯的错误是他们混淆了科学的历史和人类的历史。一门实验科学的逻辑和教育的发展完全不是从事这门科学研究的人的编年史。这一点对于天文学和数学还没有什么毛病,而对于理化实验科学,尤其是医学就不一样了。巴利维说过"医学产生于实际的需要,这就是说,只要有一个病人,就要帮助他,设法医好他。"所以,医学的摇篮是混合了宗教和人类相互关心的感情的一种应用科学。但是,最初它算不算得上一门科学呢？当然不算。开始时是一种盲目的经验主义,千百年来随着不同方向的意外观

---

①　克洛德·贝尔纳,"关于副神经的功用的实验研究"(科学院邀请各国学者参加的会议论文集,第10卷,1851年)。

察和研究逐渐丰富起来。生理学、病理学和治疗学都是各自发展而成的独立科学，但这是一条错误的道路。只有到了今天，我们才能窥见到融合这三个不同观点而组成一门科学的实验医学的设想的可能。

到了实验的观点，才算达到了一种完美的科学的境界，因为必须做到实验不出错，以达到正确地预测自然现象并能加以控制的境界，才能产生真正的科学。对于物体或自然现象简单的观察与分类，决不会构成一门完整的科学。真正的科学必须自己起作用，并且解释出它的作用或威力，这才是科学的特性，科学的目的。这里必须发挥我的思想。我常常听到有些医生们说，作为解释生命现象的生理学，无论是常态的或病态的，都只是医学的一部分，因为医学是疾病的总的知识。我也听到过有些动物学家说，作为解释形形色色的生命现象的生理学，只是动物学的一个分支或一个专业，因为动物学是动物的总的知识。照这样说法，一位地质学家或矿物学家也可以说物理学和化学只是地质学和矿物学的一个分支，因为地质学和矿物学是地球和矿物的总知识。这里就有应该解释的错误，至少是误会。首先，我们要知道科学的分科并不存在于自然界，而只存在于我们的脑子里。由于我们脑子的缺陷，势必要把物体和现象分作若干门类，以便按特殊的观点更好地了解它们，研究它们的质量和性质。结果，同一个物体可以从矿物学、生理学、病理学、物理学、化学等方面去研究。但是，从自然界本身去看，并无化学、物理学、矿物学、生理学、病理学等之分；问题是有那么多的物体需待分类，有那么多的现象需待认识和控制。可是，科学给人以实验、分析和控制自然现象的方法。这种科学是最进步的,也是最难达到的科学。因此,在它发展的过程中,必然是最后形成,为此,我们决不能把它看作是走在前头的科学的一个分支。在这一意义上,生理学本来是最高级、最艰难的一种生物的科学,决不能把它看作是医学或动物学的一个分支;正如物理学和化学决不能被当作地质学或矿物学的一个分支一样。物理学和化学是两门最积极的矿物科学,通过物理学与化学,人能控制无机现象。同样,生理学是最积极的生命科学,借助它人类才可以对动物或人类起作用,无论是健康的或者有病的。由于一位医生替某种疾病起了一个名字,描述了病状,并把它归了类,他就以为理解了这种病,这简直是一种很大的错觉,正如一位动物学家或植物学家替某种动物或植物命名、分类、解剖,经过剥制、填草、准备和干燥之后,陈列进博物馆,他就以为理解了这种动物或植物,这同样也是一种错觉。一位医生只有当他能够理性地实验地对某种疾病施展他的本领的时候,他才算是理解了这种疾病。同样,当动物学家能解释和调节生命现象时,他才能认识动物。总之,决不要受我们人类自己著作的欺骗,不要给科学分类、书本、学院报告以任何绝对的科学价值。那些跳出旧圈子的人才是革新的科学家,而那些盲目死守旧圈子的人则是科学进步的阻碍。人类知识的本身进步要求将实验科学视为科学的目的。这种进步要求以前建立的分类学随着实验科学的发展而逐渐丧失其重要性。

人类的研究精神,对于科学真理的追求,遵循着一种必然的逻辑的步骤。他先观察事实,继之进行比较,再加以推断,最后用实验来检验。这样逐渐一步一步达到更普遍的真理。在这一连串的工作程序中,科学家自然应当认识前人所已经达到的成就,分别给以评价。但是,应该明白,只能把前人的成就当作向前探索的阶梯,一切新的科学真理不存在于对过去的研究中,而存在于对自然界新事实的研究里,也就是说,存在于实验室里。所以,我们参考有用的科学文献,尤其是现代的科学文献,也只是为了知道科学发展的现状,而不必因追溯得太远而过多地消耗我们的精力,阻塞科学的发明和独创性。试问钻研陈腐的理论或缺乏合适的研究方法所得的一些观察材料,我们到底能从中得到什么好处呢?无疑,从那里面认识人类精神发展过程中犯过的那些错误可能会有好处,但是这种工作对于真正的科学来讲毕竟是浪费时间。所以,我以为要紧的是,及早引导青年学生的思想向积极的实验科学的方向前进,使他们懂得科学是在实验室里发展的;让他们不要相信科学出在书本里,出在前人著作的解释里。历史告诉我们,经院派的道路是行不通的;只有当人们抛弃了书本里的权威,改用日益完善的实验方法,获取自然界中准确的事实的权威之后,科学才能得到发展。培根的最大功绩就在于他高声宣布了这一真理。我以为今天的医学研究还要回头到古代落后陈旧的典籍中去考证,那正是转向经院派的倒退行为;相反,应将医学引向实验室,引向疾病的分析实验研究,这才是向真正进步的道路前进,也就是向建立实验医学科学的方向前进。这是我坚定不移的信念,无论在课堂上或在研究工作上,我永远这样努力倡导。

所以,就现阶段说,生理实验室应当是科学的医学研究的最高目标,但为了避免误会,我还要在这里说明一下。病人求诊的医院,不如说病房,不是像大家通常所理解的那样,是医生的实验室;而是像我们在前面所说过的那样,只是医生观察的场所,这里进行的是所谓临床医治,也就是说,在病床上对疾病进行尽可能全面的研究。医学的研究必须从临床医治开始,因为临床医治是医学确定的和定义的目标,这也是医学上的一个问题;但是临床医治虽然是医生的第一步研究工作,但它不是科学的医学基础。生理学才是科学的医学基础,因为只有生理学才能从病态生理现象与常态生理现象的关系上解释病理。只要将病态生理现象的解释和常态生理现象的解释分开,也就永远不会有科学的医学。

这正是医学上存在的实际问题,也就是建立现代科学的医学基础。显然,实验医学决不放弃临床观察,正相反,临床观察是实验医学必需的初步研究。但是实验医学是一门更高级,必然也是更广泛和更普遍的科学。我们理解,一个从来不出医院、只凭观察或经验的医生,在他看来医学是完全封闭的,是一门和生理学可以分离的科学,因此他感觉不到需要生理学。但是,对于医学科学家来说,医学和生理学不是决然不同的科学,两者都是生命科学,只是在生命现象的解释上,一个注意病态,一个注意常态而已。一旦把医学上的这个基本观念和普遍设想灌输到初学医学的青年们的脑子里以后,就向他们指出,他们必先学习的理化科学正是将来帮助他们分析常态和病态的生命现象的工具。当他们熟悉了医院里、讲堂上和实验室里的情形,他们会容易地掌握医学中各部门总的联系,而决不至于把各部门科学当作零碎的而且互不相关的知识看待。

总之,我认为医院只不过是科学医学的门厅,第一个观察场所,医生必须由此而入。但是实验室才是真正医学科学的大厅,只有在这里,借助实验的分析,他才能找到常态和病态生理现象的理解。我不打算在这里谈论医学临床部分的研究。我假定临床研究已为人熟悉,或在医院里已用新的诊断方法如物理、化学,不断提供新的症候学而在继续前进。我想医院里的临床观察决不是人们通常认为的那样,是医学研究的终了,而恰恰相反,是刚刚开始。一个珍惜科学称号的医生就应当走出医院,走进他的实验室,在那里通过对动物作实验,力求了解他从病人身上所观察到的一切,他或者研究相应的疾病机制,或者研究有关药物的作用,或者研究有关组织器官受损害的病原。总之,在实验室里面的活动才是真正的医学科学。因此,所有医学科学家都应有一个生理实验室,这个地方专供医生得出医学实验的规则和原理,用它们来指导进行实验的研究,也就是说对疾病进行分析和实验的研究。因而,实验医学的原理简单地说是解释常态和病态的生命现象的实验分析原理。

今天,生物科学已不再是寻找自己道路的时候了。由于它的复杂性,比起其它更简单的科学来,已经在哲学和体系分类学的领域里徘徊了很久,现在终于在实验研究的道路上突飞猛进,并且今天正在全面地向这个领域进军。目前生物学还剩下一个问题,就是发展的手段,也就是发展生物科学场地所需要的实验室及其各种条件和设备的问题。

应该说法国科学有幸光荣地揭开了实验方法之帷幕,这对研究生命现象的科学具有决定性意义。从上世纪末起,化学革新对生理科学的进步起了有力的推进作用,拉瓦锡和拉普拉斯关于呼吸方面的著作开辟了一条用理化分析实验生命现象的广阔道路。我的老师马让迪为在生理现象研究中推行实验方法贡献了一生,他对推动医学事业也有同样影响。但是,实验方法在动物中的应用,从一开始就遇到缺乏相应的实验室和其它各种困难。今天这些困难已经消除,但是,在我年轻时却经常切身感到这些困难。来自法国的科学冲击,推动了欧洲。实验分析的方法作为研究的一般方法渐渐地已进入生物科学的范畴。但是,这种方法已日益完善,并在发展条件较有利的国家里结出了丰硕之果。今天,在整个德国就有许多实验室,他们起名叫"生物学研究所",那里有实验研究生命现象的良好设备和组织。在俄国也有类似的实验室,现在正在兴建一些新的规模巨大的实验室。当然,科学生产和科学拥有的文明手段是协调一致的,德国的科学产品的数量超过其它国家,丝毫不足为奇,因为在那里大量地安装了生理科学文明的生产手段。无疑的,人类的科学才智具有至高无上的权力,这种权力永远也不会丧失。但是,一位从事实验科学的科学家,如果他不亲自动手向自然提出问题,如果他没有合适的必要的实验设备,那么,他将成为他的观念上的俘虏。如果一位物理家或化学家没有实验室,那是不可想象的。可是,有些医生却还没有认识到实验室的必要性,以为只要有医院和书籍就足够了。这是一个错误,临床知识对于医生不够用,正如矿石知识对于化学家或物理学家不够用是一样的道理。生理医学家必需用实验分析生命现象,也正如物理学家和化学家必需用实验分析无机现象一样。所以实验室是实验医学发展的必要条件,像其它理化学科一样是必需。没有实验室,实验者和实验科学将不复存在。

　　我不再多谈关于这样一个重大问题,这里不可能充分发挥。最后,我还要说的是近代科学上已确证的一个真理,这就是大学讲堂里的科学课程只能当作诱导学生产生科学兴趣的大门,大学教授在讲座上指点的某一门科学的成果和研究方法,无非只能形成听课者的科学思想,指导他们适应学习和选择自己的研究方向,但是决不能认为这样就可以造就科学家。唯有实验室才是产生真正实验科学家的苗圃,就是说实验室创造科学,以后其他的人可以跟着普及这门科学。假使我们希望果实累累,首要的事就是小心照应苗圃里的幼苗。显然,这一真理正在引起,以后也必将引起科学教育上的一番普遍而深远的改革。因为,我重复说,今天大家都已承认,只有在实验室里培植了纯科学的萌芽后,才能推广到实用上,以造福于人们。所以,应该优先注意的是科学的源泉,因为,应用科学必须从纯科学中产生。

科学和科学家都是属于世界的,任何一种科学真理,不管在地球上那一处发展,似乎都无关紧要。因为一旦各种科学普及了之后,所有的人都会参加进来。所以,我情不自禁要为我国祝贺,因为我国是一切进步科学的倡导者和保卫者,是今天实验科学遍布世界的光辉的起点①。所以,为了培养一批杰出的生理学家和青年实验医生,我国要尽早地拥有宽畅和公开组织起来的生理学实验室,只有实验室可以告诉他们经常遇到的科学上的真正困难。实验室向他们表明,纯科学永远是人类获得一切财富的源泉,也是人类对自然现象进行各种真正征服的源泉。此外,还要对青年进行良好的教育,因为教育使青年懂得,科学被如此辉煌的应用,这是前人劳动的结果;也还要教育青年人懂得,今天利用前人的成果

---

① 1771年,法国医生保尔泰(1742～1832)在法兰西学院讲授《实验生理学》课,其实验方法为高隆伯接受,他将它以通信形式于1771年发表。1808年加进一些补充,再发表于《保尔泰著作集》,题名:"某些疾病的性质和处置的报告,附:在活体动物身上作精确实验",巴黎,第1800～1825页。

的人应该有义务感谢他们的前辈,因为前辈们曾经千辛万苦地灌溉了科学之树,却没有看到果树结果。

　　在这里我不想论述建立一座好的生理学或实验医学的实验室所需要的各种条件。这个问题我留在本书以后的篇章里发挥。这里我只想补充几句。我在前面说过:医学生理学家的实验室应当是一切实验室中最复杂的一种,因为这里进行的分析是一切分析中最复杂的分析,为了做这种分析,实验者必需借助其它的各种科学。这样的医学生理学家的实验室还应当和医院取得联系,以便从那里获得各种病理的产物来作科学研究;其次,这样的实验室必须具有许多健康的或患病的动物,好作常态或病态生理问题的研究。但是,对常态或病态的生命现象作分析,尤其要借用理化科学的方法,因此,这种实验室必须配备各种各样的仪器。有些科学问题的解决常常迫切需要复杂而贵重的仪器,所以我们可以说科学问题与经费问题确实有关。但是,我不同意某些生理学家追求奢侈设备的做法。我以为应当尽量使仪器简单,不仅因为费用的理由,尤其由于科学的理由;因为,我们要知道:仪器越复杂,它给实验带来的错误因素就越多。实验者不会因为他们仪器众多而且复杂就能伟大起来。事实上,恰好相反。伯泽利乌斯和斯巴朗卓尼是两位伟大的实验者,他们靠自己的发现,并且是靠使用简单的仪器达到发现的目的,而成为伟大的科学家的。所以,在本书阐述中,我们的原则是尽可能简化我们的研究工具,因为仪器只不过是实验者的一种辅助手段和工具,不要因为复杂反而成了引起更多错误的一种因素。

第 三 篇

实验方法在研究生命现象方面的应用

第一章　生理学实验研究举例

在本书前二篇中我们论述了许多观念，如果我们越是能将这些观念应用于实验生理学和实验医学的研究中，并从而证明它们是实验者易于记住的一些规则，它们也就越将易于使人理解。因此，我在下面收集了我认为最有助于实现我的意图的一些实例。在所有的这些例证中，我尽可能引进我本人的经验，这样做的唯一理由就是，由于推理和思维方法的原因，我感到在追求我自己的经历时所提出的见解，会比解释别人的思想可能产生的结论更有把握。况且，我不敢有把这些实例当作应当遵循的典范来加以介绍的奢望；我之所以引用它们，只是为了更好地表达我的一些观念，并帮助读者更好地理解我的想法。

科学调查研究的出发点可以是多种多样的情况，然而，我要把这一切不同点归纳成两种主要的情况：

1. 实验研究的出发点是观察。
2. 实验研究的出发点是假设或理论。

第一节　实验研究的出发点是观察

实验观念的产生，往往是十分偶然的，一次意外观察的机会也会触发它。这是再普通不过的事,甚至是开展一项科学工作的最简便方法。正如人们常说的那样,在科学领域里漫步时,人们会追踪在眼前偶然出现的事物。培根曾把科学研究比喻为一次狩猎,出现的观察物犹如有待射猎的野物。如果将此比喻加以延伸,可以补充说,猎物既会在找寻时出现,也可能在不是找寻它或者在找寻另外一种猎物时露面。我要引证一个实例,其中上述两种情况是先后出现的。同时,我将仔细分析这次生理学研究的各个情况,以便指出我们在本书第一篇里,而主要是在第一和第二章中阐述的各项原理的应用。

例一——一天,有人把从菜市场购来的一些家兔送到我的实验室里。把家兔放在桌上后,它们便溺在桌面上。于是,我偶然发现这些家兔的尿液透明并呈酸性。这一事实使我惊异,因为家兔是食草动物。它们的尿液一般是浑浊呈碱性的;至于食肉动物,大家都知道,情况正相反,它们的尿液透明且呈酸性。对于家兔尿液呈酸性的这一观察,使我产生了它们正处于食肉动物的饮食条件下的想法。我当时假定,它们可能已长期没吃东西,并且因无食而已转变为真正的食肉动物,依靠自己的血液活命。再容易不过的办法是通过实验来验证这一预想或假设。我于是给这些家兔饲以青草,几小时后它们的尿液就成为浑浊和碱性的。此后,对这些家兔禁食,经过二十四小时,或者至多三十六小时后,它们的尿液又重新变成透明且呈强酸性;以后,当饲以青草时,尿液又恢复了碱性,等等。我在家兔身上多次重复了这一极其简单的实验,结果始终相同。然后,我在马的身上重复这一实验,马是食草动物,它的尿液同样也是浑浊和呈碱性的。我发现,与家兔的情况相同,禁食会迅速引起酸性尿,并伴之以尿素含量相对地显著增加,以至于在冷却的尿液中,有时会出现尿素的自发结晶。这样通过我的实验,我得出了以前不知道的一个普遍性命题,即:"在空腹情况下,一切动物都是食肉的,"这时食草动物的尿液与食肉动物的尿液相似。

这里所涉及的是一个十分简单的特殊的事实,它有助于领会实验推理的过程。当我们看到一个不常见的现象时,总是应当探究其所以然,换句话也就是它的近因是什么的问题。这样在我们的思想里就会出现一个有待实验的问题或观念。当我看到家兔的尿是酸性时,我就本能地自问原因何在? 这时的实验"观念",也就是在我的思想中自发地把家兔尿液酸性与不食状态作了比较,而我当时把不食状态视为食肉动物的一种真正的饮食状态。我默默地做了归纳"推理",也就是下述的三段论法:食肉动物的尿液是酸性的,现在我的家兔尿液是酸性的,因此,家兔是食肉的,指处于空腹状态。这必须通过"实验"才能成立。

但是,为了证明我那些空腹的家兔确实是食肉的,就有必要进行一次反证。必须给家兔喂肉,实验性地培养出一只食肉的家兔,以便查看它的尿液是否与空腹状态下的一样透明、呈酸性,而且相对地有很多尿素。因此,我让人用熟的冷牛肉(在不给它喂其它食物时,这是家兔乐意吃的食物),饲养一些家兔。我的预料再一次得到验证,而且在全部肉食饲养阶段,家兔始终排泄透明和酸性的尿液。

为了完成我的实验,我还希望通过动物的尸体解剖,来观察家兔对肉食的消化情况是否与食肉动物的相同。事实上,在肠道反应方面,我发现了消化良好的一切现象;我也观察到,与食肉动物的情况相同，一切乳糜管均充满大量的乳状的白色乳糜。然而，在谈到证实我的那些有关家兔消化肉食的观念的这些尸体解剖时，却出现了一件我根本没有想到的事实，正如下文将要看到的那样，这一事实成了我的一项研究工作的出发点。

例二（接上例）——当宰杀喂过肉食的家兔时，我发现在十二指肠下端，幽门下约 30 厘米处的小肠里，就已开始看到白色含乳状的乳糜管了。这一事实引起了我的注意，因为在狗的体内，是在十二指肠中高得多的部位，也就是接着幽门处，才开始看到乳糜管。经过更仔细的观察，我发现，家兔的这一特殊性正与胰管在肠道中的入口位置相吻合。家兔胰管联接肠道入口部位很低，并且正好位于乳糜管开始含有因食物脂肪乳化所致的白色乳状乳糜的附近。

这一偶然"观察"的事实唤醒了我的一个观念，并且在我的脑中产生了一种想法，即胰液很可能是使得脂肪质乳化并被乳糜管吸收的原因。我又本能地作了如下的三段论，即：白色乳糜是脂肪乳化所致；而在家兔身上，白色乳糜是在胰液注入肠道处形成的，因此，是胰液乳化脂肪并形成白色乳糜的。这必须通过实验来判断。

鉴于这个预想观念，我想象出并即刻安排了一项"实验"，以检验我的假设的真伪性。这一实验的做法是，在中性或食物性脂肪质上直接试验胰液的性能。但是胰液与唾液和尿液不同，胰液不能自然地流出体外；相反，胰液的分泌器官位于腹腔的深处。因此，我不得不采用一些"实验"方法以求在合适的生理条件下弄到足够数量的胰液。之后，我才得以实现我那项实验，也就是说，检验我的预想,并且实验证实了我的预想是正确的。果然在适当条件下从狗、家兔和其它各种动物身上获取的胰液,与植物油或融化的脂肪混合后,就会立即持续地乳化,尔后又会借助特殊的酶使脂肪酸化,并将其分解为脂肪酸、甘油等。

我不准备多谈这些实验,因为在一本专著①中我已经详细论述过。在这里我仅仅想指出的是,一次偶然的、有关家兔酸性尿的初步观察是如何使我产生做家兔肉食饲养实验的观念的,之后,在继续实验时,又是如何促使我在无意之中发现并做有关家兔胰管入肠口的特殊部位的另一项观察的。这个在实验中出现的,并由实验引起的第二项观察,反过来又使我产生要做有关胰液作用实验的观念。

从前面的几个实例里,可以看到这样一些过程,即对于偶然出现的一个事实或现象的"观察",是如何通过推测对所观察现象的可能原因做出一种预想的"观念"或假设的;这种假设又是如何产生一个推理,来推导出适于验证该预想的实验的;在某一种情况下,为了进行这一验证,又是如何必须求助于实验,亦即做一些复杂程度不等的手术方法的,等等。在后一例中,实验具有双重作用:它首先判断和肯定了产生实验的推理预测,另外它还促成了一次新的观察。因此,这一观察可以被称为"由实验引起或产生的观察。"正如我们前面所说的那样,这表明必须观察实验的一切后果,既要观察那些与预想观念有关的结果,甚至也要观察与观念毫无

---

①　克洛德·贝尔纳,《有关胰腺和胰液在消化现象中的作用的报告》,巴黎,1856年版。

关联的因素。如果只看到与自己预见有关的那些事实，往往就不会有所发现。因为，正如下述一例将要证实的那样，一次坏的实验引起一个良好观察的情况并非少见。

例三——在 1857 年，我从事了一系列关于物质经过尿液排泄的试验，这一次与前几例相反，实验的结果没有证实我的那些关于物质经过尿液排泄的机制的预想观念或预见。看来，我作了一次或一些人们通常称之为坏的试验。但是，前面我们已经原则上指出，坏的试验是不存在的；因为当实验不能满足人们安排试验研究的要求时，仍然应当利用它们可能提供的观察，以便促成其他的一些实验。

在研究由我注射进去的物质如何从肾脏流出的血液排泄时，我曾偶然发现，肾静脉的血液是鲜红的，而附近的各静脉的血液却与一般静脉血一样是发黑的。这一意外特点使我惊异，我从而"观察"到了引起实验的一个新的事实，它与同一实验中我所追求的实验目的无关。我于是舍弃了我那没有得到验证的最初观念，并把注意力全部集中到肾静脉血的这一奇异颜色上面。当我察看了这一现象，并确认在事实的观察方面没有错误的原因时，我就很自然地问道：其原因何在？然后，在我一面检查从输尿管流出的尿液一面思考时，就萌生了一种观念：静脉血的这种红色很可能与肾的分泌或功能状态有关。根据这样一个假设，如果停止肾分泌，那么静脉血应当变黑：事实果然如此；恢复肾分泌时，静脉血就重新变红；每当我刺激尿液分泌时，我都验证了这一点。这样，我就获得了尿液分泌与肾静脉血的颜色有一定关系的实验证明。

但这还不是全部。在正常状态下，肾静脉血几乎是经常发红的,因为泌尿器官几乎连续不断地分泌尿液,尽管两肾是交替地分泌。可是,我当时想知道,静脉血发红是否是其他腺体的一个普遍的事实,从而想获得一个十分明确的反证,它可以向我表明正是分泌现象本身才导致了静脉血液颜色的这样改变。我是这样推理的:我假设,如同看来那样的,分泌作用引起腺体静脉血发红,那么在那些像唾腺一样间歇性分泌的腺体里,静脉血就会间歇性地变色,在腺体停休时应当呈黑色,而在腺体分泌时则应呈红色。于是,我剥露出一条狗的颌腺,腺管,神经和脉管。在正常状态下,颌腺是间歇分泌的,并且可以随意激发或停止其分泌。于是我明显察看到:在腺体休止时,唾液管什么也没流过,静脉血的确呈黑色;而当一旦有分泌出现时,血液立即发红;到分泌停止时又恢复黑色;后来在全部间歇时间里一直保持黑色,等等。①

　　最后的这些观察后来成为一些新观念的出发点,它们又引导我从事关于分泌期间腺体血液颜色变化的化学原因的研究。我不准备再叙述这些试验,因为我已另外发表了论文,对此做了详细的介绍。② 此处我只需要证明科学研究或试验观念可以来源于一些偶然的,在某种形式上是"无意的观察";这些观察或者是自发地,或者是在为其它目的进行实验时偶然出现在我们眼前的。

　　然而还会出现另一种情况:即实验者"有意"地促成一次观察。这一情况可以归纳入前者范畴之内,不过它的差别在于,并不是等待着在意外情况下偶然出现观察,而是通过实验来促成这一情况。

----

　　①　克洛德·贝尔纳,《体液生理性质和病变教程》。巴黎,1859 年版,第 2 卷。

　　②　克洛德·贝尔纳"论腺体器官静脉血的氧含量"(《科学院报告》第 47 卷,1858 年 9 月 6 日)。

如果再用培根的那一比喻,那么我们可以说,在这种情况下,实验者好像是一个猎人,他并不静待猎物的出现,而是在他假定有猎物的地方,采取一种"打围"的办法,把猎物赶出来。这就是我们前面称之谓"试试看的实验"(见第一篇第一章第六节)。每当我们没有关于从事某项课题研究的预想观念,而且此课题又缺乏事前观察时,就采取此一办法。这时,进行实验是为了引起一些观察,使得观察反过来又能促成一些观念的产生。在医学界,每当试图研究某种毒物或某一药剂对动物组织的效用时,通常是这样做的;先做实验试试看,然后根据所见再适当行事。

　　例四——佩芦兹先生曾于 1845 年,交付给我一种称为"箭毒"的毒物,这是从美洲给他带来的。当时,对于这种物质的生理作用一无所知。根据一些从前的观察以及亚力克斯、德安勃尔特、布森戈和鲁兰等先生们的有趣记载,只知道这种配制复杂、成分难定的物质,射入动物的皮下时,会使动物迅速致死。但是,我却无法根据先前的观察,形成一种关于箭毒致死机制的成见;为此我必须做一些关于这一毒物可能引起机体扰乱的新观察。于是,我促成了这些观察的出现,也就是说我作了一些实验,"看一看"我没有任何预想观念的某些事物。首先我在一只青蛙的皮下注入箭毒,它几分钟后就死了;我即刻剖开它,并在这次生理学尸体解剖中,依次检查了各种组织的已知生理特性的变化情况。这里我有意地提到"生理尸体解剖"一词,因为只有这一类尸体解剖才是真正有教育意义的。它说明了死亡正是生理特性的消失,而不是解剖学上的变化。确实,根据目前的科学水平,在许多情况下,我们虽能观察到生理特性的消失现象,却不能用自己的研究手段,来证实解剖学上任何相应的变化,例如,箭毒的情况正是如此。相反,我们找到一些例证,尽管有些十分明显的、功能类似的解剖学的变化,然而生理学特性依然存在。在我的那只中箭毒的青蛙身上,心脏继续跳动;在其生理特性上,表面上看血球没有发生变化;肌肉亦无变化,仍保持着正常的收缩性。然而,尽管神经系统保持了正常的解剖学外观,神经的一些特性却已完全丧失。既无自主运动,也无反射运动;而受到直接刺激的运动神经,也不再引起肌肉的任何收缩了。为了检验这些初次观察有无偶然性或错误,此一实验我重复了数次,并采用了不同方式加以验证;因为想要做实验性的推理时,首先必备的条件就是,成为一个好的观察者,并且确信作为推理出发点的观察决无任何错误。我在哺乳类和鸟类身上发现了与青蛙身上相同的现象,运动神经系统中生理特性的消失成为一种固定现象。从这一确定的事实出发,于是,我有可能把各种现象的分析又推进一步,并确定箭毒致死的机制。我总是依据类似上述例证中举出的那些推理行事,于是,从观念到观念,从实验到实验,我逐步上升到越来越明确的一些事实,最后,我得到了这一普遍性的命题,即:"箭毒是通过毁坏一切运动神经而不损害感觉神经使动物致死的。"[1]

　　在一个"试试看"的实验过程里,虽然看来似乎完全没有预想观念和推理,然而,在实际上,我们仍在按照三段论法,不自觉地运用推理。对于箭毒来说,我曾本能地按下面方式推理过,即:没有

----

[1]　克洛德·贝尔纳,《毒物作用教程》,巴黎,1857 年版,"论箭毒",《两个世界评论》1864 年 9 月 1 日。

无原因的现象,因此,也不会有无生理损害的中毒现象,而这一损害尤其是使用毒物所致的;但是,我当时想到,箭毒致死该是通过它本身的作用,并且影响到某些确定的机体部位。因此,如果用箭毒毒死动物,并且在死亡后即刻检查动物各种不同组织的特性,我就有可能发现并且研究这种毒物所产生的特有损害。

因此,在这里精神仍然是处于"积极的",而看来是盲目的"试试看的实验",仍然可以归纳到我们对实验所下的一般定义里(见第一篇第一章第一节)。确实,在一切创举中,精神总是在进行推理的。甚至当我们看来正在做一些无动机的事时,仍有一种本能的逻辑在指导着精神,只不过是人们意识不到罢了。之所以如此,理由很简单:人们在还没意识到,也不会说从事推理这句话时,就已经开始从事推理了;同样,在发觉会说话之前,就已经开始说话了;以及,在认识所见所闻事物之前,就已经开始见闻了。

例五——在1846年左右,我曾希望从事有关一氧化碳中毒原因的一些实验。我当时知道,这种气体曾被认为是有毒的,但对这种中毒的机制,却一无所知;因此,我当时是不可能有任何成见的。那时应当怎么办?必须显示一个事实,来产生一种观念,也就是说,在这里依然需要安排一种"试试看"的实验。确实,我让一条狗呼吸一氧化碳使其中毒,在死亡后我即刻剖开尸体,去观察各器官和体液的状况。我立刻注意到,在一切血管内,血液都是鲜红的:无论是在动脉里还是在静脉里,或者在右心或者左心里,情况均相同。我在家兔、鸟类和青蛙身上重复了这一实验,到处都发现这种普通的鲜红色血液。但当时我没有专心继续此项研究,我却长期保留这项"观察",仅在我的有关血液颜色的课程里引证过。

到了 1856 年,还无人深入研究这一实验问题,于是我在法兰西学院所授的"毒物和药物"课程中,又重新进行了我在 1846 年就已开始的有关一氧化碳中毒的研究工作。当时我处于一种复杂的情况,因为我已知道一氧化碳中毒会使得血液在整个循环系统中发红。要进一步深入研究,就必须对这第一次观察做一些假设和建立预想观念。在思考血液发红这一事实时,我根据自己掌握的关于血液颜色原因的先前认识而试图加以解释,于是,在我的思想中出现了下述各种考虑。血液的鲜红色,我认为,是动脉血所特有的,它与血液中高的氧含量有关,而血液的黑色则与氧的消失和大量二氧化碳的出现有关;于是我想到,一氧化碳在使得静脉血保持红色的同时,或许阻碍了氧在毛细血管中转变成为二氧化碳。然而,当时对这一切如何成为致死的原因却很难理解。在一直继续着我那内在和先入的推理的同时,我又加以引申:假如这一切属实的话,那么从一氧化碳中毒的动物静脉中抽取的血液,应当与动脉血一样含氧,必须试试看。

根据以我观察的解释作基础的这些推理,我拟定了一次"实验",来检验我的关于静脉血中含氧的"假设"。为此,在从一氧化碳中毒的动物身上抽取的发红静脉血中,我通入了一股氢气流,然而我没能像通常一样置换出氧来。我试以同样方式作用于动脉血中,结果也是失败。我的预想观念显然是错误的。但是,从一氧化碳中毒的狗的血液中不能取氧这一事实,却促使我进行了第二个"观察",它给我启示了新的观念,据此,我有了一种新的假设。血液中氧的遭遇如何?它并未转变成二氧化碳,因为在中毒的动物血液中通入氢气时,也不能置换出大量的这种气体来。另外,这种假设也与血液的颜色相互矛盾。我尽力揣测一氧化碳能使氧从血内消失的方式，由于各种气体是相互置换的，我自然联想到，一氧化碳很可能把氧置换掉，并将其排出血液之外。为了认识这一点，我决定改变实验，并将血液放置在使我能寻找出置换掉氧的一些人为条件下，于是，我通过"人为中毒法"，来研究一氧化碳对于血液的作用。为此，我从一只健康的动物身上，抽取出一定量的动脉血，我将血液放在一个含有一氧化碳的试管中的汞面上，然后，在防止外界空气侵入接触的条件下，我摇动整个试管，使血液中毒。经过一段时间后，我检查了试管内与中毒血液接触的空气成分是否有所改变；这时，我发觉与血液接触的空气是显著富氧了，同时，其中的一氧化碳含量却降低了。在相同条件下重复进行的这种试验，使我认识到，这里发生的只是一氧化碳与血内的氧的等容量置换。然而，一氧化碳在排除血内的氧之后，却牢固地结合在血球上，并且既不能被氧气，也不能被其他气体所置换。因此，死因是血球死亡所致，或者换句话说，死亡是由于生命所必需的血球生理特性的终止活动所引起的。

这个我刚刚扼要叙述的最后一例，是全面的。它自始至终说明了实验方法是如何进行并成功，以致最后达到认识现象的近因的。最初，我对一氧化碳中毒现象的机制一无所知。为了进行观察，我进行了一次"试试看"的实验，我首先进行了有关血液颜色特殊变化的第一次观察。我对此观察加以解释，并且做了一个经实验证明是错误的"假设"。然而，这后一实验却向我提供了第二次观察，对于这一观察我重新推理，并以此作为出发点，建立了一个关于血氧减少机制的新假设。根据我对一些事实的观察，逐渐建立起来的假想,最后得到证明:一氧化碳是通过与血球物质的结合在血球中替代了氧。

实验分析到这里达到了目的。这乃是在生理学方面,我能荣幸引证的罕有实例之一。此处的中毒现象的"近因"找到了,它可以用这样的一句理论辞句来表达,这句话既说明了所有的事实,同时又概括了一切观察和实验;它就是:确定一个主要事实,由此推导出所有其它事实,即:一氧化碳与血液中红血球的结合比氧更强。最近,有人证明了一氧化碳与红血球蛋白生成一种固定的化合物[①]。由于此种化合物的稳定性,血球像是矿物质化了,从而丧失了它的生命特征。一切均能据此而加以逻辑推理:由于它的更强的亲和力"特性",一氧化碳从血液中排除了生命所必需的氧;血球变成惰性的,于是可以看到动物由于血球的真正瘫痪,而带着出血症状死亡。

然而,当某一理论是正确的,并且确实能够给出各种现象的实际的和确定的"物理—化学"原因,那么,它不仅包含有已经观察到的事实,而且还能预见另外一些事实,并导出一些推理应用,这些应用是该理论的合乎逻辑的后果。此处我们又遇到了这一标准。确实,如果一氧化碳有着排除氧与血球结合,从而代替氧这样一种特性的话,那么就可以利用这种气体来分析血液中所含的气体,特别是用来测定氧的含量。我从我的实验中推导出了此一用途,它

---

① 霍普-塞依勒(Hope-Seyler),《生理和病理化学分析手册》。柏林,1865 年德文版。

目前已被普遍采用[①]。在血红蛋白中找到一氧化碳的这一特性，已被应用到法医学中；另外，还可以根据上述的一些生理学事实，推导出有关卫生和实验病理学的一些结论，特别是有关某些贫血症的机制的一些结论。

无疑地，此理论的所有这些推断，和往常一样，依然有待实验的验证，单纯的逻辑是不够的；但是一氧化碳对血的作用条件，可能会有该理论目前还不能预见的其他一些复杂情况和许多细节。否则，就会像我们经常指出的那样（见第1篇第2章第1节），我们只要根据逻辑来推断，而不需要实验的检验。正是由于有些变化的、预见不到的新因素可能进入某一现象的条件中，才使得在实验科学中，单纯的逻辑永远是不够的。即使是有了一个看来是好的理论，实际上，该理论也只能永远是相对的好，它总是含有一定成分的未知数。

第二节　实验研究的出发点是假设或理论

我们在第1篇第1章末已说过稍后还将谈到，在某种观察的验证时，永远不会越出事实之外，然而在安排一种实验时，情况就不是这样了。我想指出，在这时假设是必不可少的，而且假设的用途在于将我们带出事实以外，并将科学推向前进。假设的目标不仅促使我们进行新的实验，而且使我们经常发现新的事实，如果没

---

① 克洛德·贝尔纳，"应用一氧化碳测定血内的氧"（《科学院报告》，第 47 卷，1858 年 9 月 6 日）。

有观察,我们就看不到这些新事实。在前面的例子中,我们已看见,我们可以从一个特殊的事实出发,逐渐上升到更普遍的一些观念,也就是上升到一种理论。但是,也会有这样的情况,如我们刚才看到的那样,我们也可以从一种推导出的假设出发。在这种情况下,问题在于尽管从一种理论可以逻辑地推导出某种推理,然而这还是一种假设,必须通过实验来验证。实际上,在这里理论向我们指出的只是一堆以假设为依据的过去的事实,但这些事实不能作为假设的实验证明。我们说过在这种情况下不要受理论的约束,必须保持人们思想的独立性,这是寻找真理和使科学进步的最好条件。这就是下面例子将要证明的。

第一个例子——1843 年,在我首批进行的一项实验中,我着手研究不同食物营养如何变化的问题。如前所述,我开始用糖,它是一种确定的,而且比所有其他物质在经济上更容易认识且更容易弄到的物质。为此,我把蔗糖溶液注入动物的血中,我看到,即使在血中注入些许蔗糖,也都从尿液中流走了。后来,我发现胃液在血中改变或转化蔗糖,使糖变成可吸收的,也就是说糖变成可毁灭的了。[①]

当时我想知道,这种食用糖是在什么样的器官内消失的,于是通过假设我假定,进食引入血中的糖可能在肺或普通的毛细管内被破坏了。事实上,这个时代占统治地位的理论,当然也是我的出发点,承认在动物体内存在的糖只来源于食物,而且糖在动物体内由于燃烧现象,也就是呼吸现象而毁灭了,这就是给糖取名呼吸食

---

① 克洛德·贝尔纳,医学博士学位论文,巴黎,1843 年。

物的原因。但是，我很快就发现我的出发点，也即关于动物身上糖分来源的理论是错误的。实际上，由于我以后要指出的一些实验，我不仅没被引导着去寻找破坏糖的器官，却反而由此发现了形成这种物质的器官，并且我还发现所有的动物的血中都含有糖分，甚至在它们不进食时也一样。由此，我发现了理论没预料到的一个新的事实。人们之所以没看到这个事实，毫无疑问，是由于人们处在对它的理论观念的支配之下，对它们给予过多的依赖的缘故，所以我立即放弃了我的一切有关糖分破坏的假设，去寻求这种意料不到的成果。从此以后，这成果便成为研究方法的丰富起点，成为远还没采掘完的发现之宝藏。

在这些研究中，我都是根据我们已建立的实验方法的原理去从事活动。这也就是说，有了一个经过很好验证与理论有矛盾的新事实后，不要为保留理论而放弃事实。我保留我已研究过的事实，并且我急忙放下理论，遵循在第二章中我们已指出的这样一个信条，即"当我们遇到的事实与占统治地位的理论发生矛盾时，必须接受事实而抛弃理论，即使是由伟大的人物支持过，已普遍地被人们接受的理论。"

因此，正如我们已说过的那样，必须区别开理论和原理；并且永远不要绝对地相信理论。这里，我们有一种理论，按这种理论，人们认为，植物界才有创造直接提纯物的能力，而动物界则只会破坏它。根据这种由当代最著名的化学家建立并支持过的理论，动物在其机体内不能产生糖。如果我绝对地相信这些理论，我就不得不得出如下结论，即我的试验该是错误的。也许怀疑心比我少的一些试验者，可能会立即认错，他们不会长期停留在人们可能在理论上指责为含有错误原因的观察上,即使这种观察证明了食料中没有淀粉的糖时,动物的血内也照样会有糖分这样一个事实。但是,我并不想去考察理论的有效性,我只关心事实,因为只有探索事实我才能更好地查明真相。于是,在新的试验过程中,我采用了合适的反证法,确认了我的第一次观察,并且发现:动物所含的糖在某些特定的情况下在肝脏内形成,而后在整个大量的血液内,以及各种组织和体液内扩散。

我发现的这种动物的糖生成,即动物完全和植物一样具有产生糖分的这种机能,在今天已是科学上取得的一项成果,然而,它在一种可以接受的现象理论上还不是一个固定点。我让人知道的新事实,已是大量工作和许多各式各样的、在表面上矛盾的,或是彼此矛盾的,或是与我的理论矛盾的各种理论的来源。当人们进入一个新的领域时,为了激发对各个方面的探索,不要害怕发表甚至是偶然得到的见解。根据普利斯特利的表述,不应该怕犯错误而假谦虚,以至一事无成。因此,关于糖生成,我创造了一些或多或少有假设性的理论;自我以后,人们会创造其它的理论,当人们开始一系列新的研究时,我的理论以及其他人的理论,将使一些应该存在的、必然有很不完全的和假想性的理论生存下去。但是,这些理论以后要被可以反映更先进状态的问题的其它理论所代替,如此连续下去,理论就像科学攀登的连续不断的台阶一样,正在日益扩大它的世界,因为理论必然地要阐述和包含许多事实,它们包含的事实愈多也就愈先进。真的进步在于改变理论,用比先前的理论更先进的一些新理论来取代它,直到人们从中找到一种建立在最大量事实的基础上的理论为止。我们关注的问题不是去指责过去的理论,以迎合最新的理论,重要的正是,打开了一条新的道路,这就是昙花一现的理论使其突然出现的,已很好观察过的事实,因为事实永远不会死亡。当科学掌握了大量足够的事实,并且为认识现象的规律或绝对必然性而深入到现象的分析达到足够程度时;这就是唯一的材料,科学大厦总有一天在其上耸立起来。

总之,理论只是一些经过数量或多或少的事实验证过的假设;经过大量的事实检验过的理论是最好的理论;但是理论永远不会是最终的,并且人们不应该绝对地相信它们。通过上面的例子,我们已经看到,如果人们完全相信机体只能破坏而不能造糖的理论,并且只看见这一个证实的话,那么我们就不能走到新事实的途径上来。以理论为基础的假设,说真的,已引起实验;但实验一旦有了结果,理论和假设就该消失了,因为实验的事实已经不再只是一种必须作不带预想观念观察的假设了。

因此,在某些与生理学一样复杂,进展一样迟缓的科学里,伟大的原理不仅很少关心假设或理论的价值,而且总是把注意力集中在观察试验时出现的一切事物上。表面看来一种偶然出现和无法解释的情况,可能会是一个重大的新事实发现的机会,就像通过继续引证上面的例子我们将会看到的事实一样。

第二个例子,续前例——正如我上面所说的那样,在发现动物正常状态的肝脏内和各种食料内存在糖分以后,我想知道在某些生理和病理的状况下这种物质的比例及其变化。因此,我开始在各种确定的生理情况下测定动物在肝脏内的含糖量。我总是用同一只肝组织同时重复进行两次糖含量的测定。但是,有一天,由于时间紧促,我没能同时进行两次分析;我很快地在动物死后立即进行了含量测定,而另一次分析则推迟到第二天做了。可是,这一次我发现糖的数量比头一天用同一只肝组织所取得的糖的数量要多得多,并且另一方面我注意到,在头一天动物刚死立即检验肝脏内发现的糖的比例比过去试验中我遇到过的、我让人知道的肝的含糖的正常比例少得多。我不知道为什么用同一只肝脏,同样的分析手段会带来这样奇怪的变化。该怎么做好呢?该把这两种如此不一致的含量看作是一种坏的实验,而对它们不予考虑吗?应该在这两个实验中取一个平均数吗?这是某些实验者摆脱困境可能选择的一种权宜之计。但是,由于在别处我已谈到过的一些理由,我不同意这样的行动。事实上,我已讲过这样一个道理,就是:在观察时,不但永远不应该忽视事实,永远不应该承认在实验时会有无法证明的错误原因存在,而且要尽力探索我们观察的所有的异常情况。对此,我把它看作是一种实验批判的必要规划(见第3篇第1章第2节)。对我们来讲,没有任何意外的事,意外之事仅仅是一种可以成立的我们不了解的事实,如果要解释的话,它可能成为一项多少有点重要意义的发现的机会。这就是遇到这种情况时我要做的事情。

事实上,我想知道的是,什么原因使我在家兔肝脏内找到两种含糖量如此不同的数字。我在确信沉淀含量的手段无错误,并且看到肝脏的各部分含糖都同样明显之后,我只有想到检验动物死亡后直到我的第二次测定时止,这一段时间因素的影响。直到此时;我没有注意过时间问题,我作过的一些试验都是在动物死后几小时做的。直接在动物死后几分钟内进行测定,而且是把另一个测定推延到次日,即24小时之后进行。在生理学上,时间问题总是一个具有重要意义的问题,由于器官会经受许多不断的变化,因此,在肝组织内可能会产生某些化学变化。为了使自己确信这点,我作了一系列能清除所有难点的新的试验,并明确地认识到:在动物死后某一段时间内肝组织内含糖量经常会增多,因此,进行检验的时间不同,我们得到的糖的数量也会随之不同。这样,我早先测得的含糖量就逐步地得到了纠正,而且我还发现并知道了大量的糖是在动物死后的肝内产生的这样一个新的事实。例如,我指出,在动物死后,立即往还是热的肝脏内,用力注入一股冷水,水从肝管流过,会使所含糖分与肝组织完全分离;但是次日或几小时后,当人们把洗过的肝放在暖和的温度间,就会重新发现清洗过的肝组织又产生了大量的糖。①

当我掌握了首次发现的动物机体在死后会像活着时一样形成糖时,我想对这种奇特的现象作进一步的试验。于是,我便转而用酶在我叫作"糖原"的已分离的淀粉状物质内起反应寻找到了糖在肝内产生的情形,这样我就可以明显地证明,在动物的身上形成糖的机制与植物中看到的机制完全相似。

这种第二系列的事实代表科学上今天已更加确凿地取得了的成就,也大大推进了动物体内糖生成的问题的进展。我刚才十分简要地谈到,这些事实是怎样被发现的,而它们的出发点又怎样是一种表面看来无关紧要的试验情况。我引证了这一情况,目的是为了证明在试验研究中永远不要忽视任何事情,因为所有偶然的

---

① 克洛德·贝尔纳,"论肝内糖形成的机制"(《科学院报告》,1855 年 10 月 24 日;《科学院报告》,1857 年 3 月 23 日)。

事实都有它们必然的原因。因此,人们永远不要太热衷于自己追求的思想,也不要对自己的观念或自己科学理论的价值抱有幻想;应该始终放眼所有事物,具有怀疑精神和独立见解(见第2篇第1章第9节),用以检验眼前表现的一切事物,并且不放过任何不经理智研究的小事。总之,应该处在一种看来似乎反常的理智状态,但是依我看来,它代表研究者的真正精神。应该"既有坚定的信念,而又不轻信";在谈到在科学上应坚信原理而怀疑公式时,我剖析过自己的思想;事实上,一方面我们深信存在着必然性,另一方面我们却永远不会确信能掌握它。必须对实验科学的原理(必然性)坚信不疑,并且绝对不要轻信理论。我在前面表述的格言可以以我们在别处已阐发的观点作为根据(见第2篇第1章第5节),就是说,对实验科学来讲,原理存在于我们的头脑之中,而公式存在于外界事物之中。对某些事物的实践来讲,人们不得不让人相信,真理(至少是暂时的真理)是通过理论或公式来表示的。但是,在科学实验的哲学上,相信公式或理论的人错了。人类的全部科学在于探索各个阶段真理的真正公式或真正的理论。我们天天在接近真理,但有朝一日我们是否能找到完备的真理呢? 这里不是开始阐发这些哲学思想的场所,让我们再回到主题上来吧,谈一个新的实验例子。

第三个例子——大概在1852年,我的研究引导我去进行关于神经系统对营养和热量产生现象的影响的实验。我们已观察到很多情况,复杂的麻痹处在混合神经部位,麻痹部分伴随有时而发热,时而发冷的现象。为了解释这一事实,我是这样推理的:一方面我根据众所周知的观察,另一方面根据流行的有关营养和机体热量产生现象的理论。我认为神经麻痹该是由于血液中燃烧现象减弱引起一些部位发冷，既然这种现象被看作动物机体热量产生的原因。然而，另一方面，解剖学家早已指出，交感神经系统专门伴随动脉血管。因此，通过归纳我想，这应该是交感神经，在混合神经干损伤时，交感神经促使毛细血管内的化学反应减弱，并且正是它们的麻痹而引起一些部分冷却。如果我的假设是真的，我又想到，只要切断走向的一部分并且不干扰其他部分的脉管交感神经，这种假设就可以验证了。这时，由于脉管神经的麻痹，我应该感到发冷，而活动和感觉并没消失，因为我想使一般的运动神经和感觉神经不受到损伤。因此，为了进行我的实验，我寻找一种能使我只切断脉管神经而不干扰其他神经的合适的实验方法。在这里，动物的选择具有重要意义，与问题解决有关；而后，我发现在某些动物如兔和马的身上，隔离颈部的大的交感神经系统的解剖处置，使这种解决成为可能。

经过所有这些推理后，我切断了兔子颈内大的交感神经系统，以检验我的假设，并且观看在这根神经分布向头的一边会发生什么与热量产生有关的事情。根据占统治地位的理论和我以前在观察时所作的假设，正如人们刚刚读过的那样，由于这段交感神经切断，温度应该下降。然而，发生的事正好相反。在兔子颈部中间的大交感神经系统切断之后，我立刻看到所有与兔子头部有关的部分突然出现一种在循环中随着热量增加而产生的大量过分活动。因此，结果正好与我从理论推导出的、假设想预见到的结果相反；但是，当时我的做法一如既往，这就是说，为了观察和研究事实本身，我立即抛弃了理论和假设，以便从中尽可能准确地确定实验的条件。今天,我关于脉管神经和热神经的实验已开辟了一条新的研究之路,并已成为许多研究的目标,我希望它们有朝一日在生理学和病理学方面能提供有重大意义的成果。①

这个例子和以前的例子一样,证明试验时遇到的结果可能不同于理论和假设使我们预想的结果。但是,我要特别请大家注意第三个例子,因为,就是这个例子为我们提供了一个重要的教训,就是说如果没有这种思想上的指导性的假设,与假设相反的实验事实不可能被发觉。事实上,我不是从活的动物颈部切断交感神经系统的第一个实验者。在上个世纪初,蒲福已进行过这样的试验,并且从解剖学的某种假设出发,即根据这种假设,神经能将动物的思想保留在眼睛中,从而发现该神经对瞳孔的作用。② 自那时以来,许多生理学家重复作了同一手术,其目的是为了检验或解释蒲福第一个指出的眼睛的变化。但是,在这些生理学家中,没有一个人注意到我说的产生热量的现象的那些部分,并且也没有人将这种现象与切断交感神经系统联系起来,尽管这种现象是在我以前所有已切断这部分交感神经系统的人的眼皮下必然发生的。正如我们看到的那样,为我准备了一种循着假设本身提供的某一种方向去观察事物的思想,而证实这种思想的就是我自己。像其他的实验者一样,在重复蒲福作过的试验时,我常常分隔开交感神

---

① 克洛德·贝尔纳,"关于大交感神经系统的实验研究"(生物学会论文,1853年,第5卷),——"论大交感神经系统的脉管神经和热神经"(《科学院报告》,1852年,第34卷,1862年卷55。)

② 小蒲福(Pourfour du Petit),在他的学术论文中证明了肋间的神经可提供将一些思想保存在眼睛中的神经支内(1727年《科学院史》)。

经系统,看不到热量产生的事实,只是有了一种假设,促使我在这方面进行研究以后才发现这一事实。所以,在这里假设的影响是非常明显的;我们掌握眼皮下的事实,却看不到它,是因为它在思想里什么也没有。然而,察觉它是最简单不过的,自从我指出这种情况以来,所有的生理学家都可以极为方便地看清和验证它,毫无例外。

总之,假设和理论,即使是错误的,也对导致发现有益。这一条结论对所有科学来讲都是千真万确的。炼金术士创立了化学,其根据在今天看来都是一些空想的问题和错误的理论。在比生物学要先进的物理学里,现在也可以举出一些学者根据错误的理论作出了重大发现的例子。事实上,这似乎是我们思想贫乏的一种必然性的表现,而且只有越过无数的错误和暗礁,才能达到真理。

生理学家从上述的所有例子中将得出什么样总的结论?应由此得到的结论是:已经接受的观念和理论在当前生物学中只表示注定要灭亡的、有限的和不牢靠的真理。因此,他应该很少相信这些理论的实际价值,而将它们作为推动科学发展所需要的、适于并促使科学发现新事实的知识工具。今天,发现新现象和正确地论证它们的技艺,应成为所有生物学家关注的专门目标。必须创造一些研究和实验的严格方法,使人们能无可争辩地进行观察,并使产生理论错误根源的事实错误消失殆尽,同时,建立实验批判。凡是现在试图将整个生物学普遍化的人,证明他对这门科学的现状没有确切的直感。今天,生物学的问题刚刚开始提出,正如在思考建筑大厦以前必须采集和裁切石块一样,同样必须首先采集和准备日后将建设生物科学用的事实。这一任务正落在实验上;实验方法虽早已确定,但是用实验方法应分析的现象却是如此的复杂,以至目前真正的生物科学倡导人不得不是那些只能在分析方法上提出某些简单的原理,或者在研究仪器上带来某些改进的人。当事实有了足够的数量并得到十分明确的证实时,普遍化决不会让人等待。我相信,在发展中的实验科学,特别是在和生物学一样复杂的科学中,发现一种新的观察或实验仪器,将产生比分类学或哲学论文更多的用处。事实上,一种新方法,一种新的研究手段会提高我们的能力,并且会使由于缺少手段的帮助本来不能获得或做到的某些发现和研究成为可能。正因如此,关于动物身上糖形成的研究,只能在重新认识了糖的化学产生的反应物比我们以前掌握的反应物要敏感得多的时候才可以做到。

第二章 生理学实验批判举例

　　实验批判应建立在能指导实验者论证和解释自然现象的绝对原理之上。实验批判特别是在某些经常以错误观念支持的,或者以不正确的观察事实为依据的理论占统治地位的生物科学中毫无用处。在此,通过一些例子,回忆一些行之有效的原理,根据这些原理判断生理学的理论并讨论作为理论基础的事实是有益的。最好的标准,正如我们已经掌握的那样,是与哲学上的怀疑论有联系的实验必然性的原理。关于这方面,我还想起,在科学中永远不要将"原理"与"理论"混为一谈。原理是科学上的公理;这是形成永恒准则的绝对真理。理论是概括我们认识现状的科学普遍性或观念;理论总是相对的,并随科学本身进步而变化的真理。因此,既然我们提出的基本结论是绝对不应相信科学的公式,那么就必须绝对相信科学的原理。过分相信理论而忽视原理的人,对现实认识不清,他们缺少牢靠的标准,并且会被卷入各种偏离标准的错误原因中去。在所有的科学中,真正的进步在于改变理论,使其日益完善。事实上,如果不能改变观点或理论,研究就没有什么用处;但是,科学的原理和方法要高于理论,它们是永恒的,并且永远不应改变。

　　因此,实验批判即不可轻信理论,也不可对我们创造的为我们表示所谓的自然力的词句给予过高的估价，以避免使自己误入歧途。在所有的科学中，生理学更甚于其他科学，人们更沉湎于文字上的幻想。永远不应忘记，一切赋予自然现象的各种无机的或生物的力的名称，统统不过是文字的表达，最重要的是我们不要受欺骗。问题在于决定现象的表现及其表现的条件，才是真实的；正因如此，永远不要忘记实验批判。总之，实验批判怀疑一切，只有科学的而且事实合理的必然性的原理除外。实验批判总是建立在这同样的基础上，有时我们对自己亲自运用，有时我们对别人运用，所以在下面我们将一般地提供两个例子：一个选自我们自己的研究；另一个选自别人的工作。事实上，在科学上，问题在于不仅要努力批判别人，而且学者应该经常扮演一个严格的批判的角色对待他本人。常常提出一种观点，或者发表一种理论时，他应该是第一个竭力用批判来检验它，而且把它建立在很好观察过的和正确确定的事实基础上。

第一节　实验必然性的原理
不承认自相矛盾的事实

　　第一个例子——这已是很早以前的事情了，我做了一项实验，这项实验在那时曾使许多生理学家感到惊异：这次试验是用刺穿第四脑室下壁的方法人为地使一头动物患上糖尿病。我已经忘了尝试作这样的穿刺是根据什么理论上的理由了，因此，在这里只要知道我第一次便大告成功就行了，就是说，我作过手术的第一只家兔已变成患糖尿病很厉害的一只动物了。然而，当我以后又重复作了许多次(8次或10次)这样的试验时,却都没获得第一次那样的成果。当时,我曾面对1个肯定的事实和8个或10个否定的事实,然而,我却绝没有用随后几次的否定的实验来怀疑我的第一次,肯定的实验想法。既然我确信我失败的原因全在于我毫不了解首次实验的必然性,我也就坚持再作实验,竭力要正确认识手术的条件。随着实验次数的增多,我终于确定了正确的刺穿部位,并且搞清了手术后的动物应该处置的条件,所以,今天我们只要把它置于表现必需的条件下,便能每次都再现人工糖尿病的事实。

对上面的这一内容,我想再补充如下一点想法,它表明生理学家在研究生命现象时,会处在无数错误原因的包围之中。我假设第一次实验家兔患糖尿病没有获得成功,而所有否定的事实先出现。那么很明显,在经过2次或3次失败后,我不仅会得出指导我的理论是错误的结论,而且会得出第四脑室的刺穿不会造成糖尿病的结论。于是,我就会错了。别人错过多少次! 我还会错多少次! 看来要绝对避免这类错误简直是不可能的。但是,我们只要从这一试验中得出另一个将要从下面例子中得到证实的普遍的结论,即只要认真考虑否定的事实绝不会没有东西可学。

第二个例子——每天我们总要碰到一些对科学无益的讨论,这是因为我们对一条原理贯彻不够的缘故。这条原理就是:由于每一事实都有自己的必然性,故否定的事实什么也不能证实,也永远不会破坏肯定的事实。为了证实我提出的这一点,我将举出隆吉从前曾对马让迪实验作过批评这个例子。我选择这个例子,一方面,是因为它很有教育意义;另一方面,也是因为我参与了这件事,并对它的全部情况有一个正确的了解。我将从隆吉对马让迪以前作的脊柱根回返感觉的性质的试验的批判开始。[①] 隆吉责备马让迪的第一件事是他改变了关于前根感觉的观点,指责在1822年他曾说过前根没有感觉,而在1839年又说前根是很有感觉的,等等。经过这些批判后,隆吉写道:"真理只有一个;读者怎敢在同一位作者提出的相互矛盾的论点中去选择。"(上述引文见第1篇第1章第2节)。最后隆吉又补充说,"为使我们摆脱困境,马让迪至少应对我们说,他作过的试验中哪些是好的:是1822年做的那些试验,还是1839年做的那些试验。"(上述引文见第1篇第1章第2节)。

所有这些批判既缺乏充分理由,又完全没有遵循实验科学批判的规则。事实上,如果马让迪在1822年说过前根没有感觉,而1839年又说前根有感觉的话,这也是因为他后来知道了前根是有感觉的缘故。不用像隆吉所想象的那样,在这两个结果中间进行选择。这两种结果都应承认,只是解释和确定的条件各自不同而已。当隆吉写道:"真理只有一个……",他想谈的是,如果两个结果中的一个是真实的,那么另外一个一定是错的? 完全不是这样,两个结果都是真实的,那么至少说在某种情况下马让迪说了谎,批评的观念里肯定没有这种意思。但是,根据必然性现象的科学原理,我们应该"先验地"和绝对地断言,1822年和1839年,马让迪并没有看到在相同条件下产生的现象,要使两个结果相符并找出

---

① 隆吉(F.A.Longet),关于脊柱骨髓束和脊柱神经根的功能的临床和实验研究,在这些研究以前,从贝尔(Ch.Bell)先生开始对这些机体作过实验的病史检查和批判,并且以后对神经系统的各部分作过其他研究(《医学一般档案》,1841年,第3举例,第10卷,第296页,和第11卷,第129页)。

现象变化的原因,他就必须找到并确定两次实验的条件差异。隆吉对马让迪所能指责的全部内容,也不过是马让迪没有亲自寻找出这两种结果所以不同的原因罢了;但是除了隆吉对马让迪试验所作排斥批判是错误的外,他使用了实验批判的原理,这点和我们说过的一样。

我们不会怀疑在前面所谈的关于真诚的、纯属科学的批判,因为在有关这一讨论的另一种情况中,隆吉对自己作了同样的这样排斥批评,并且在他的自我批评中,把自己列入他对马让迪所指出的同一类错误之中。

1839 年,隆吉和我一起在法兰西学院实验室里工作,当时马让迪再次发现了前脊柱根的感觉,证明了这种感觉靠后根获得并沿着四周返回,他给它取名叫"返回感觉"或"回返感觉"。隆吉此时与马让迪和我一样,看到前根是有感觉的,它受到后根的影响而有感觉,并且他看得如此清楚,以至使他宣布这最新的事实是他发现的。[①] 但这是以后发生的事,在 1841 年,隆吉想要重复做马让迪的试验,没发觉前根的感觉。由于一件相当棘手的情况,隆吉面对前脊柱根感觉的同一事实,当时正好处于他对马让迪曾经指责过的一样的地位,就是说在 1839 年隆吉看到了有感觉的前根,而在 1841 年他看到的却是没有感觉的前根。马让迪抱着怀疑的思想没有被这些模糊和表面的矛盾所激励;他继续试验,并且常说他看见的一切。相反,隆吉的思想要有一部分或另一部分(片面的)真

---

① Longet:《科学院报告》,第 8 卷,第 787 页,6 月 30 日和 10 日。《科举院报告》,6 月 4 日,《医学院报》,1839 年 6 月 13 日和 18 日。

理,所以他决定进行 1841 年的试验,就是指否定的试验。关于这方面他说过以下的话:"尽管在当时(1839 年)我意图突出我的发现中的一个事实(返回感觉),但是今天我已反复做了,而且改变了关于生理学观点的试验,有人把马让迪或我所专有的这些同样的事实视为错误的事实,我将与这种观点展开斗争。崇拜真理要求人们永远不要害怕重犯过去的错误。在这里我只要人们记住我们多少次证明了前根和前支的无感觉性,因为我们很理解这些结果是无用的,正如其他许多这样的结果一样,它们只会妨碍科学,阻止科学前进。"①根据这一招认,隆吉仅仅被寻求真理的希望所激动过,而且隆吉在他说永远不应害怕重犯过去的错误时就证明了这一点,这是肯定无疑的。我完全分享他的情感,而且我要补充说,重习犯过的错误会获得教育的。因此,这个教训是很好的,而且对每人都有用:因为,除了什么事都没做的人以外。谁都会犯错误。但是,犯错误的首要条件,这就是要证明有错误。光这样说:我犯了错误,还是不够的,必须说清怎样犯了错误,这才是重要的事。然而,隆吉没做任何解释,看来要简明地说明一下:1839 年,我看见根部有感觉;1841 年,我更经常看见它们是没有感觉的,所以在 1839 年我弄错了。类似这样的推理是不能接受的。实际上,在 1839 年,在论到前根的感觉时,问题在于我们连续地切下脊柱根部,并收紧各个端部以证明它们的性质的许多实验上。关于这个题目马让迪写了半卷书。当后来我们甚至许多次再没遇到过这样的结果的时候,为了判断问题,我们说第一次是弄错了,第二次

---

① 　Longet:在前引文中,21 页。

事出有因,这是不够的。为什么我们弄错了?是否可以说在某一时期我们的辨别力靠不住,而在另一时期则靠得住?但是,当时必须放弃实验;因为对一个实验者来讲,首要的条件就是相信自己的感官,决不怀疑自己的解释。尽管作了各种努力和进行了各种研究,如果现在我们不能发现错误的具体原因,必须中止判断,而暂时保留两种结果,但决不要相信,以多数否定少数事实为由,就可以怀疑肯定的事实,反之亦然。否定的事实,尽管它们很多,却永远不能破坏仅仅一次肯定的事实。所以,完全否定决不是批判,在科学界,这种方法应该绝对地排斥,因为科学永远不会由否定构成。

总之,应该相信,否定的事实和肯定的事实一样,都有它们的必然性。我们从原则上已提出过,所有的实验,在相应的实验条件下符合必然性都是好的;就是在研究每一必然性的条件时,正是寓于其中的教训指点给我们现象的规律,从中使我们知道它的存在和不能存在的条件。我就是遵循的这一原理,1839 年参加了马让迪的试验,1841 年参加了隆吉的讨论,之后我想亲自了解现象和判断这些分歧。我反复作了试验,和马让迪与隆吉一样,我发现前脊柱根部有时有感觉而有时没有感觉;但是,相信这两种情况是在不同的实验情况下得出的,我力求确定这些情况,努力观察,坚持不懈。终于,我发现了[1]获得这种或那种结果所必需的处置条件。今天现象的条件是认识了,人们不用再讨论了。隆吉本人[2]和所

---

① 克洛德·贝尔纳,《关于神经系统的生理学和病理学教程》,第 32 页。

② 见 Longet《生理学论著》,1860 年,第 2 卷,第 177 页。

有生理学家都承认回返感觉的事实,而且,处在我使人认识的条件下,事实一成不变。

因此,根据上述情况,必须将自然现象绝对的和必须的必然性确定为实验批判的原则。这个为人熟知的原则,要我们谨慎行事,去反对这种我们大家都具有的反驳本性的倾向。所有的实验者,特别是一个初出茅庐的人,当他遇到某些事物与别人在他之前看见的不相同时,他总感到一种内心的快乐。他的第一个行动就是驱使他去反驳(别人),特别是当他要反驳的是某一个在科学界地位高的人时尤甚。这是一种要提防的感情,因为这是不科学的。纯反驳是谎言的一种指控,应该避开,因为幸好科学上歪曲事实的人很少。况且,这后一种情况不再属于科学范围,我没有必要对这个题目提出告诫。在这里,我只想让人注意,批评不在于证明别人已弄错了,甚至当我们证实某一个杰出的人弄错了的时候,这也不会是一个伟大的发现;并且,只有在我们指出这个人是怎样弄错的时候,它才能成为一件对科学有用的工作。事实上,伟大的人物经常以他们的错误,也同样以他们的发现来教育我们。我有时听到这样的话:指出一个错误,等于有了一个发现。是的,只要人们指出了错误原因而发现一个新的真理,就没有必要与错误作斗争了,错误就自行灭亡了。正因如此,批判等于一个发现;这时,批判解释一切,毋需否定;而批评是通过表面上矛盾的事实而获得必然性的。通过这个必然性,一切都简化了,一切变明朗了,于是,正如莱布尼茨所说的:科学由于发展变得光明、简单起来。

第二节　必然性的原则从科学中排斥掉
不确定的或不合理的事实

我们在别处(第1篇第2章第7节)已说过,我们的原因科学地包含确定了的和不确定的,但是不会承认有不可确定的。因为这与承认最好的、神秘的或超自然的原因存在的观点不同,这些原因应从整个实验科学中绝对地排除出去,这完全是另一码事。由此可知,当一件事实呈现在我们面前时,它的科学价值只有通过认识它的必然性才能获得。原始事实不是科学的,并且,当一个事实的必然性一点也不合理时,就应该同样从科学中排斥掉。事实上,如果实验者的观念应该服从于事实的标准,那么我不承认他自己的理智也应该服从它;因为那时他自己唯一的内心标准的火炬将会熄灭,而必将陷进不可确定的范围内,也就是说神秘的和美好的范围内。毫无疑问,在科学中存在大量还没有被人理解的原始事实;我不想下结论,必须决心排斥掉所有这些事实,但是我只想说,它们应该暂且保留下来,当作"原始事实",等一等,不要引进到科学中去。这就是说,当人们还没有通过一个合理的必然性确定存在条件以前,不要引进到实验的推理中来,否则,我们每时每刻都会停留在实验的推理上,或者不可避免地恰好被引进到荒谬中去。下面的例子,我可能要谈很多,以证实我所提出的这些想法。

第一个例子——几年以前①,我作过一些关于乙醚对肠的分

---

① 克洛德·贝尔纳,《关于毒物和药物作用的课程》。

泌作用的影响试验。然而，我清楚地观察到，一只空腹的狗注入乙醚之后，甚至几天以后，在肠道内会出现一些好看的白色乳糜，极像在一只喂饱含有脂肪的混合食物并充分消化后的动物身上所见的。这一事实，反复作了许多次，是不容置疑的。但是，这一事实有什么意义呢？它的原因从何推理？应该这样说：乙醚使狗分泌乳糜，这是一个事实吗？不，这应该是荒谬的，既然在肠内没有食物。正如大家见到的那样，根据我们知识的现状，理智排斥了这种荒谬的和不合理的必然性。所以，我就寻找这个不为人所了解的事实的原由，而我终于发现了这种错误的原因，并且看到这些乳糜是由于乙醚溶解了我使用的往胃内注射的灌注器上润滑柱塞的油引起的，后来改用玻璃管代替灌注器来注射乙醚，就不再有乳糜了。因此，这是事实不合理论的非理性主义，它引导我"先验"地看见，它本来是错误的，它不能作为科学推理的基础。如果没有这点，我不会发现在灌注器柱塞内存在的这种奇特的错误原因。但是，这种为人所知的错误原因，已得到全面解释了，从而事实就变得合理了。从这个意义上来讲，乳糜和平常一样，通过吸收脂肪而产生；只是乙醚活化了这种吸附，并使现象更加表面化。

　　第二个例子——有些熟练的和精干的实验者已看到这个例子[1]，例中谈到癞蛤蟆的毒液会很快地毒害青蛙和其他动物，而毒液对癞蛤蟆本身却不起任何作用的事实。事实上，这里有很简单的、看来可以证明的实验：如果我们用柳叶刀的一端取出本地区的

---

[1]　维尔皮昂(Vulpian)，《生物学会的报告和论文集》，1854 年，第 133 页；1856 年，第 125 页；1858 年，第 2 系列，第 5 卷，巴黎，1859 年，第 113 页；1864 年。

一只癞蛤蟆腮腺的毒液，并将这种毒液注入一只青蛙或一只马的皮下，我们看到这些动物很快就死亡了。而如果我们将同一数量的毒液注入一只癞蛤蟆差不多相等容积的皮下，这只癞蛤蟆不会因此死亡，甚至不会感到有任何效果。这还是一个原始事实，只有在知道了这种毒液如何作用于青蛙和为什么这种毒液对癞蛤蟆不起作用的条件的情况下，才能成为科学的事实。为此，必须要研究死亡的机制，因为可能会遇到对毒蛙和癞蛤蟆不同结果解释的一些特殊情况。因此，对鼻孔和会厌有一种特殊的处置，可以很好地说明问题，例如：为什么切断动物身上的两条面神经这样同种处置在马会死亡，而其他动物则不会的问题。但是，这个例外的事实却是合理的；正如我们所说，证实了所有动物身上都一样存在的神经麻痹的规则，实质上没有改变。使我们操心的情况却是这样：对癞蛤蟆毒液致死机制的研究导致如下这个结论：癞蛤蟆的毒液使青蛙的心脏停止，而毒液对癞蛤蟆的心脏不起作用。然而，从逻辑上说必须要承认的是，癞蛤蟆心脏的肌肉纤维具有与青蛙的心脏肌肉纤维不同的性质，因为毒物对这些肌肉纤维起作用，而对另一些肌肉纤维不起作用。这是不可能的：因为承认生理结构和属性都一样的组织细胞，在一样的毒物面前，一样死亡，这就证明在这些现象中不存在必要的必然性，由此科学就会被这一事实所否定。正是根据这些观念，我把上述事实作为不合理的给予排斥，并且我想重复作一些试验，尽管我不怀疑它们有作为原始事实的准确性。于是我看到，①癞蛤蟆的毒液十分容易地杀死了青蛙，这样的剂量

---

① 克洛德·贝尔纳，"实验病理学教程"（《医学时报》，1860 年）。

对于癫蛤蟆来讲是很不够的,如果增加足够的用量,癫蛤蟆也会中毒致死。因此,已指出的不同处可简化为一个数量问题,而不再有我们以前可能得出的矛盾的意义。因此,还是事实的不合理性,导致产生另一种意义。

第三节　必然性的原则要求有相对地确定的事实

　　我们刚才看到,我们的原因使我们不得不排斥具有不确定的外表的事实,而且我们还要批判它,以便在把它引进到实验推理之前,发现它的合理的意义。但是,正如我们所说的那样,由于批判同时适用于理智和哲学怀疑,由此得出结论:一个实验的事实表现出一种简单的逻辑的外表,要我们承认它是不够的,但是我们还应该用反证实验来怀疑和看一看这种合理的外表是否有错。这条教训是绝对严密的,特别是在医学里,由于它的复杂性,更含有造成错误的原因。我在第 1 篇第 2 章第 8 节中已指出了反证实验的特性,我不再谈论这个问题,这里我只想提醒大家注意的是,即使当一个事实看来是合乎逻辑的,也就是说合理的,这也决不意味着就不用去进行反证或反证试验,因此我把这一教训看作是一种甚至在看来非常清楚和十分合理的情况下必须盲目遵循的"命令"。下面我将引证两个例子,指出不管怎样,经常执行这种比较试验的命令的必要性。

　　第一个例子——我在本篇第 1 章第 2 节中已解释过,我从前是怎样被引导到研究糖在营养中的作用和探讨这一食物成分在机体中被破坏的机制的。为了解决这个问题,必须研究血中的糖分,并在吸收糖的肠道中继续研究糖,直到我们能看到它消失的地方为止。为了进行我的试验,我给一条狗喂了一碗甜汤;然后我杀了正在消化的这条狗,我发现在代表全部肠和肝部血的肝血管内的血中含有糖分。考虑到在肝血管内发现的这种糖,就是我在汤内喂给狗的糖,这是很自然的,正如我们所说,也是合乎逻辑的。我甚至肯定,不止一个实验者对此坚信不疑,并且认为进行比较试验是多余的,否则就是可笑的。虽然如此,我作了比较试验,因为根据比较试验绝对必要的原则,我深信:在生理学方面必须永远怀疑,即使看来怀疑是很难允许的。然而,我应补充一句,这里的比较试验还受另一种情况控制,即为了显露糖,我采用了在苛性钾中减少氯化铜的做法。实际上,此处全凭经验识别糖的特性,靠调节一些还不认识的物质才能被发现。但是,我要反复说这点,即使没有这样的情况,也要当作实验的命令一样,必须做比较试验;因为这样做甚至会证明,我们从未预科到它的重要性能是怎样的。

因此,我拿另一只我喂过肉的狗和这只喂过糖汤的狗作比较,并小心地确实没有将任何含糖或含淀粉物质带进它的食物中,然后我将正在消化时的这只狗杀了,并比较地检查了肝血管中的血。当我看到没喂糖的这只动物身上的这种血也含有糖分时,我大吃了一惊。

因此,我们看到在这里比较试验引导我去发现了这样一个事实,即:不管动物的食物如何,在动物的肝血管的血中经常有糖存在。可以理解,当即我放弃了我关于糖受到破坏的一切假设,以寻求这个没有预料到的新事实。我经过一些反复的试验,首先不怀疑糖的存在，并且我看到在空腹的动物身上，血里也存在糖。但是，如果有一些与比较试验有联系的好处的话，当然也有一些不能进行这种试验的麻烦，这就是下一个例子要证明的事情。

第二个例子——马让迪从前作过关于颈椎液用途的一些研究，他得出的结论是：排去颈椎液会使动物在运动时招致某种摇晃和某种性能上的混乱。事实上，在发现枕骨——结缔组织的薄膜之后，如果我们穿通它，使颈椎液流出，我们会注意到，动物便开始特殊的运动的混乱。对运动之所以产生这种影响，是排去颈椎液的结果，看来没有比这事更自然和更简单了，然而，这是错误的，而马让迪向我叙述过，另一个试验者怎样偶然得到发现的经过。这位实验者在切下项颈的肌肉，刚剥光枕骨——结缔组织的薄膜，还没有穿通薄膜以排出颈椎液的时候，他的试验中断了。后来，这位实验者重新继续他的试验时，他看见虽然颈椎液还没有排出，这个简单的预备手术已经产生了同样的摇晃。因此，我们过去归因于排出颈椎液其实只是截断项颈肌肉这一事实。显然，比较试验解开了这难题。遇到这种情况，正如我们所说，必须将两头动物放往至少有一个相同的条件下，这就是说在两头动物身上剥去枕骨——结缔组织的薄膜，并且为了排出液体，只在它们中的一头动物身上刺通薄膜，此时我们便能通过比较进行判断，从而确定排出颈椎液对运动机能混乱的确切作用。我能举出一些熟练的试验者因忽视比较实验的告诫而犯过大量错误的例子，正如我已引证的例子证明的那样，问题在于事先要知道是否需要做比较试验，这点往往是难办的，我反复说，为了避免一切困惑，必须接受比较试验，并把它看作一个真正的命令，即不管有无必要执行，这种试验是不可缺少的。比较实验有时在两只动物身上进行,如同我们在前面说过的那样,为使这种实验更加确切,有时要在同一只动物的两个类似的器官上进行。正因如此,以前我想判断某些物质对肝脏内产生糖原物质的影响,从来没能找到两只可作比较的动物,即使把我们放在完全相同的食物条件下,也就是说饿它们相同天数。根据动物的年龄、性别和肥瘦等情况,动物忍受缺食情况有多有少,破坏糖原物质有多有少,我永远不相信,找到的差别是由于食物不同的结果。为了消除这个错误根源,我不得不在同一只动物身上作完善的试验,我预先在进食前取出一块肝,而在进食后,取出另一块肝。同样,观看青蛙的挛缩对肌肉呼吸的影响,必须比较同一只青蛙的两肢,因为这种情况,两只青蛙之间总是不可比较的。

第四节　实验的批判只应针对事实,
　　　决不作字面上批判

　　在本章开头,我已说过,人们时常会对字面上骗人的价值产生幻想。我希望通过下面的例子解释我的想法。

　　第一个例子——1845 年,在科学普及学会举行的一次交流会上,我讨论了勃洛第和马让迪关于胆总管结扎的一些实验。我指出,两位实验者获得的不同成果在于:一个实验者对一些狗作了手术,只结扎了胆总管,而另一个实验者对一些猫作了手术,同时结扎了胆总管和胰腺管,并对此深信不疑。因此,我提出了获得的结果不同的原因,并下结论说:生理学和其他科学一样,实验尽可能要严格;只要每次手术条件确实相似,提供的结果每次都一样。

关于这问题，学会的一位成员，慈善事业外科医生、医学系教授，以外科和生理学各种著作闻名的吉蒂要求发言，攻击我的结论。他对我说，"你对勃洛第和马让迪的实验所作的解剖学解释是正确的，但我不承认你由此得出的总的结论。事实上，你说过在生理学方面实验的结果是一致的；我否认它是这样的。这个结论对于无机界来讲可能起正确的，但对生物界来讲不可能是真实的"。他补充说，"每当生命干涉现象时，一致条件下生存的很好，但结果却可能不同。"正如他的意见证实的那样，吉蒂引证了个别人感染上同一种病的一些病例，在这些病例中他用了同样的药，而结果却不相同。他也回忆了对同一种病所作的类似的外科手术的一些病例，而手术后一个病例病人痊愈了，另一个病例病人死了。按照他的说法，所有这些差别在于，尽管实验条件是一样的，但生命本身改变了结果，对于无机物的现象不会发生这样的结果，他认为无机现象中生命不干涉。在科学普及学会内，这些观念立即遭到普遍的反对。大家要吉蒂注意，他的意见完全是否定了生物学，并且他对自己所谈情况中条件的同一性完全抱有幻想。按这种想法，他把相似的和同样的病看作完全不是一样的病症，并且他把应该算在我们对像病理现象这样复杂的现象不明白的原因，归因于生命的影响。吉蒂执意坚持说，"生命"的作用在于改变现象，致使它们彼此不同，在不同的个人身上如此，甚至当现象表现的条件是相同时也是如此。吉蒂认为，一个人的生命力和另一个人的生命力不一样，因而在个人之间应该存在一些不可能确定的差异。他不想放弃自己的观念，以"生命力"一词来掩护自己。而我们只能让他知道，在那里这只是一个意义空洞的字眼，不能回答任何问题，而且让他知道所谓起因于生命力的事物，也就是说它是不可知的。

事实上，人们经常被"生命、死亡、健康、疾病、特异功能"等词的幻想所欺骗。当人们谈到一种现象是由于生命的影响，病态的影响或个人的特异功能所引起时，都认为要给它一种解释。然而，必须确切知道，当我们谈到生命现象时，如果这只是生物特有的一种现象，而我们还不知道它的原因，这意味着什么也没说；因为我想今天称之为生命的一切现象，迟早应该再返回到机体组织的或有机物质的下了定义的性质。人们能毫无疑问地使用生命力来表达，正如化学家使用亲和力一词一样，但是要知道，实质上只有一些必须认识的现象和现象的条件，当现象的条件被认识了，那时神秘的生命力或无机力也就会消失了。

在这点上，我十分庆幸我的想法与我的同事和朋友德维尔先生完全一致。德维尔先生在巴黎化学学会陈述自己关于高温作用①非常成功的发现时所作的下面发言中，人们将看到这点。

"不应掩盖我们观察和估量现象中的最初的原因，所作的研究本身就代表一种严重的危险。撇开特殊事实的精确的和独立的一切定义不说，这些原因十分经常地引导我们不去考虑所出现的真正的预期理由，而使我们满足于经不起严格的批判的、似是而非的解释。尤其是亲和力被确定为化学组合力，过去很长一段时间内是，并且现在还是一种神秘的原因，人们带来各种不理解的事实的一种地心之火，当时人们看作解释的只是给它们分类，并且经常甚

①　德维尔(H. Sainte-Claire Deville)在化学学会所作的关于分解的报告，巴黎，1866年，出版物。

至很难分类：人们仍然将大量十分难懂的现象归因于催化力[①]，而依我看来，当这些现象被封闭在完全不认识的原因之中时，它们变得更加难以理解。确实，人们想把这些现象归在同一类，取一个同样名称。但是，这种分类法的合理性甚至没有显示出来。事实上把铂的泡沫与浓硫酸的作用或'出现'有关的催化现象彼此分开岂不更随意？然而，是否可以说：铂或酸在化学催化反应里可以不使用呢？这些现象也许以后要用一种根本不同的方式来解释，根据它们是在有孔的材料如白金泡沫的影响下，或在很强烈的化学剂浓缩的硫酸影响下生成的。"

"因此，在我们的研究中，必须将所有这些未被理解的力搁置一边不管，尽管人们求助于它们，因为人们没有估量出它们的作用。相反，我们的全部注意力应放在观察和定量确定这些作用上，因为它们才是我们的分内之事。通过这项工作，确立它们异同，并且一线新的光明由这些比较和估量产生出来。"

"热和亲和力在我们的化学理论中是经常存在的。亲和力完全回避我们，然而我们赋予它一种组合力，它可能对这种未被理解的原因起了作用。我们简单地研究了伴随组合产生的'物理'情况，并且看到有多少可估量的现象，有多少好奇的相似之处，每时每刻向我们提供。人们说，热破坏亲和力。我们坚持研究在估算的热量或功，温度或动能的影响下物体的分解：我们马上看见有多少这样的研究是富有成果的，并且不依赖各种假设，各种未被理解

---

①　这一切用在最近发现的力，如分解力、扩散力、结晶力，用在一切特殊的吸引力和排斥力上，以便我们解释加热和冷却现象、电现象等。

的力,甚至从某种单位(必须带入精确的或近似的计量)的观点来看未被理解的力。特别是从这个意义上来讲,组合力被认为是一种力,它是一种神秘的起因,至少它不能简单地表示物质的'质量'。在这种情况下,亲和力简单地用来指定一种事实,即这种或那种物质能或不能在这种或那种确定的情况下组合。"

　　当在生物体以外产生的一种现象不经过机体时,这不是因为那里有一种叫作"生命"的实体阻碍现象的产生,而是因为现象的条件在生物体内和体外一样没被遇到。正因如此,可以说,生命阻碍纤维蛋白在活动物的脉管内凝固,而在脉管以外,纤维蛋白凝固,因为生命对它不再起作用。不是这么回事,必须有某些理化条件,使纤维蛋白凝固;对生物体来讲这些条件较难实现,然而它们能在生物体内遇到,而一旦条件具备时,纤维蛋白在机体内和机体外一样也确实会凝固。人们祈求的生命,因此只是一种存在或不存在的生理条件。我指出过,在死后和活的时候一样,糖大量地在肝内产生;有些生理学家由此得出结论说,生命对肝内糖的形成有影响,他们曾说,生命妨碍糖形成,并且死体有助于这种形成。这是一些在我们时代听到的令人惊奇的对生命的见解,而且居然得到一些人的支持,他们自我标榜说,他们确实地将这一见解应用在从物理学到生理学和医学上了,这真令人吃惊。稍后,我将指出,这只不过是存在或不存在的生理条件,然而,除了真实之外别无他物;因为,再说一次,归根结蒂这些解释,只存在于要寻求的现象的条件或现象的必然性之中。

　　总之,必须知道我们用以表示现象的言词,当我们不知道它们的原因时,这些言词本身什么都不表示,而且当我们在批判或讨论中赋予它们一种意义时,我们已从经验中摆脱出来,而陷入经院哲学中去。在讨论或解释现象时,必须经常避免脱离观察和用言词代替事实。甚至人们受到攻击的唯一原因经常是他们脱离事实,根据某个离开观察到的事物的言词作了结论。下面的例子将明显地证实这一点。

第二个例子——当我进行关于胰液的试验时,我证明这种液体含有一种特殊的物质,即胰酶,它具有蛋白和酪素的混合性质。这种物质由于受热可凝固,近似于蛋白;但同酪素一样,它遇硫酸镁会沉淀,却与蛋白不同。在我以前,马让迪作过关于胰液的一些试验,并且根据他的试验,他说过胰液是一种含"蛋白"的液体,而我根据自己的试验得出结论是胰液不含蛋白,而含胰酶,是一种与蛋白不同的物质。我把我的试验给马让迪看,并且要他注意,我们在结论上是不一致的。但是,关于胰液由于受热而凝固的事实我们都是一致的,只是我已看到其他的新的特性,它们妨碍我作出有蛋白存在的结论。马让迪回答我说:"我们之间的这种分歧来之于我作出的结论,这一事实超出我看见过的事实;要是我只说了:胰液是一种受热而凝固的液体,我可能符合事实,而我就可能不受攻击了。"我经常记住的这个例子,使我认识到一个言词除了它所表现的事实以外,还必须看它表现的价值的大小。因此,蛋白一词本身不意味着什么,它只唤起我们注意一些性质和现象。听听医学上的这种例子,我们看到的同样是这样的,并且看到发烧、炎症等词一般来讲都是病名,它们本身没有任何意义。

当人们创造了一个词用来说明一种现象的特性时,人们一般听到的是关于想要他们表示的思想和赋予这种思想的正确意义,但是以后,随着科学的进步:对一部分人来讲,词义发生变化;而对另一部分人来讲,在语言中这词仍保留原义。由此产生了一种不协调的现象,然而它经常是这样的,有些人在使用同一词时,却表达一些很不同的思想。实际上,我们的语言只是近似的,而且是如此缺少精确性,甚至用在科学上,如果为了偏爱词汇而无视眼前现象,就会很快越出现实之外。当人们讨论要保持一个词,而该词只不过表示一个错误的原因,按其意思对大家来讲不再表示同一思想时,这只能对科学有害。因此,我们得出的结论是,必须经常专心注意现象,而不应只看到言词,如果言词应表达的现象不是确定的,或者忽略了现象的话,那么言词里面只表达空洞的意思。

思想必然具有某些体系的倾向,为此,人们寻求与言词协调要比与事实协调早得多。这是实验批判中的一种坏方向,它弄乱问题,并使人相信某些分歧,而这些分歧极其经常地只存在于解释现象的方式中,而不去注意事实的存在和它们的现实的重要性。正如一切有幸将意料不到的事实或新观念引进科学中去的人物一样,我曾经是,现在仍然是许多批判者的对象。直到现在,我一点也没有回答我的反对者,因为我总有一些工作要做,没有时间和机会;但是本书完成后,进行这一检验的机会自然地将出现,并且在应用我们在前文中已指出的实验批判的原则时,对我们来讲将容易判断所有这些批评。我们暂时只说,在实验批判中总是有两种基本的事物要区别开:实验的"事实"及其"说明"。科学首先要求我们符合事实,因为正是事实构成我们必须推理的基础。至于说明和观念,它们可能改变,而且这一点甚至是有好处的,它们可以讨论,因为这些讨论会导致进行其他的研究和作新的实验。因此,问题在于生理学里永远不要丢掉科学的、真正的批判原则和永远不要掺入任何个人意见，也不要采取任何计策。有许多批判计策我们本来就不采取，因为它超出了科学范围，然而有一种计策必须指出。只回驳确有可抨击的和有缺点的工作，而对于本来是好的和重要的工作则给予忽视或不理睬。这种方法是错误的批判方法。在科学上批判字眼一点也不是诽谤的同义词，批判意味着寻求真理、区分真假和识别好坏。这种批判对学者来讲是正确的，只有这种批判才对科学有利。这是容易论证的，我们随后将要谈一些特殊的例子。

第三章 论研究和批判
在实验医学上的应用

科学研究和科学批判的方法在这门科学中与在别的科学里一样，毫无区别，在同一门科学里的不同分支里则更是如此。因此，极易明了，我们在上一章对生理学研究时指出过的规则，和病理学和治疗学要遵循的规则是绝对相同的。也就是说，研究生命现象的方法对常态和病态是相同的。在我们看来这是生物学中基本的一项原则。

第一节 论病理学和治疗学的研究

和生理学一样，在病理学和治疗学上，科学研究的出发点有时是偶然的或突然发生的事实，有时是假设，即观念。

我不时听到一些医生发表这样的意见，说医学不是一种科学，因为人们在实践医学上掌握的所有知识是凭经验得来的，并且是偶然产生的；而科学知识肯定地是从一种理论或一种原理推论而来的。这显然是一种错误，我希望人们对此能予以注意。

人类的全部知识必然从一些偶然的观察开始。事实上，人们只能在看到之后，并且最早必然是通过偶尔地看见才产生对事物的认识。只有通过观察获得一定数量的概念：人们首先对偶然观察到的事物作出推断，然后引导到对事物产生观念，比较旧的事实，并从中推断出与它们相似的新的事实；总之，在经过凭经验的观察以后，人们被引导去发现其他的事实，不再凭纯粹的偶然性，而是应用归纳法。

其实，经验主义，这就是观察或偶然产生的经验，因而它是各种科学的起源，它必然是科学的第一个阶段。但是，经验主义不是在任何一门科学中都处于不变的状况。在人类的复杂的科学中，经验主义必然支配实践的时间要比在最简要的科学中更长。今天，医学实践在大多数情况下是凭经验的，但这不等于说，医学永远不会脱离经验主义。医学脱离经验主义很困难，因为现象很复杂。但这反而可成为加倍努力，尽可能快地进入科学道路的一种理由。总之，经验主义丝毫不否定实验科学，正如某些医生似乎认为的那样，这只是实验科学的第一种情况。甚至必须补充说，经验主义永远不会从任何一门科学中完全消失。实际上，科学不会同时在它们所有的部门大放异彩，它们只能渐进发展。在物理学和化学中，至今有一些部门还存在经验主义，每天那里都有一些偶然的发现，就是证明，也就是说有一些占主导地位的理论没预料到的发现。因此，我得出结论：在科学中，人们只发现了某些事实，因为全部科学还有一些部分尚不为人所知。在医学上，待发现的东西很多，因为经验主义和无知现象几乎统治一切。这证明如此复杂的这门科学比其他科学更落后，这就是概括。

医学上的新观察，一般由于偶然的机会产生；如果一个患有某种迄今还不知道什么疾病的病人上医院或请医生治病，这确实是偶然的,一位医生遇到了这位病人。但是,同样确实的情况,一位植物学家在田野遇到一种他不认识的植物;一位天文学家观察到天空中他原先不知道存在的一颗行星,同样也是偶然的。在这些情况下,医生的首创精神在于观察和不放过偶然机会向他提供的事实,并且他的功劳在于准确地观察事实。在这里我不能去检查一个好的医学观察应具有的性质。也不去引证令人厌烦的某些偶然做到的医学观察的例子,医学著作中有许多这类观察早已众所周知。因此,我只是一般地说,为了进行一次成功的医学观察,不仅需要有观察的思想,而且更必须成为生理学家。我们要很好地说明某种病态现象的不同意义,并赋予它真正的价值,而决不陷入希唐汗指责某些医生将某种病的重要现象与其他无意义的和偶然事故的现象放在同等地位的弊端中去;正如一个植物学家描述一株植物的众多特性时描述毛虫咬伤所作的那样①。此外,在观察一种病理现象,即一种疾病,必须准确地提供与观察某种生理现象时一样的精神条件和一样的严格要求。永远不应脱离事实,在某种程度上说应该是自然的摄像。

但是,一旦医生观察已经成立,正如在生理学上一样,它成为观念或假设的出发点,导致医学实验家对疾病进行新的观察或在动物身上作实验来检验。

我们说过,在进行生理研究时,会突然出现我们并没有寻求的新事实,这种事经常发生;在病理学上也可看见这种情况。为了证明这点,我们只要引证詹刻尔最近的例子就够了,他在进行伤寒发

---

① 　希唐汗(Sydenham),《实践医学》,前言,第 12 页。

烧时肌肉系统某些变化的研究时，找到了他没有要寻求的毛线虫①。在病理学上和在生理学上一样，研究者的功劳在于在实验中追求他所要寻求的事物，但是，同时看到他不要寻求的事物。

病理学研究也可以看作是一种理论，一种假设或一种预想的出发点。不难举出一些例子，证明在病理学和在生理学上是一样的：有些荒谬的想法有时却能引起产生某些有益的发现；正如不难找到一些论据去证明甚至广为流传的理论只应看作暂时的理论，而不应看作必须要让事实服从的绝对真理一样。

治疗学的研究规则完全属于与生理学和病理学研究同样的规则。众所周知，偶然性是治疗学的先导，并且正是由于偶然性，我们才观察到大多数药物的作用。常常也有一些观念引导医生去进行他的治疗试验，也应该说，这些常常是非常奇怪的或十分荒谬的理论或者观念。我只要引证巴拉赛尔斯的理论就够了，他曾根据星相学的影响来推论药物的作用，并且提到保尔泰的思想，他以植物与某些疾病器官有相似性，推论出植物有药物用途，因而胡萝卜可治好黄疸病，疗肺草可治好肺结核等②。

总之，我们不要在生理学、病理学和治疗学上应该应用的研究方法之间设置任何差别。其原则总是使用同样的观察和永恒的实验的办法，只是根据有关现象的复杂性，在运用上提出一些特点而已。事实上，我们不要在生理学、病理学和治疗学的现象性质之间找出任何根本差别。所有这些现象都是从规律中派生出来的，既

---

① 见 1864 年医学和外科学的价值的报告（《科学院报告》）。

② 见旭弗雷（Chevreul），"关于药物处方的医学部分病史的考察"（1865 年《科学家日报》）。

然为有机物所固有,因而在本质上规则是一致的,只有现象在表现时由于条件不同而变化。稍后我们将看到,生理学规则在病理学现象里同样存在,由此可见,治疗学的真正的科学基础应通过对病因、药物或毒物的生理作用的认识得出,这完全是一码事。

第二节 论病理学和治疗学的实验批判

正是对事实的批判才得出科学的真正特点。一切科学上的批判应使事实返回到理性主义上。否则,批判掺杂个人感情,科学就会消失,因为批判建立在既不能自己证明,又不能自己传播的标准之上,正如科学真理产生的情况一样。我经常听到有些医生对人家向他们问询诊断原因时的回答:我不知道怎样来认识这种情况,但是,这是常见的;或者当有人问他们为什么下某些药时,他们回答:他们不想准确地谈出这点,此外他们也无把握说出这方面的理由,因为这是他们医学上的敏感和指挥他们的直觉在起作用。显而易见,进行推理的医生否认科学。然而,另一方面,我们却要花费很大的力量,起来反对类似这样的思想。这类思想是错误的,不仅因为它们对青年来讲会扼杀科学的一切幼苗,而且还因为它们尤其会有助于产生懒惰、无知和行骗。我完全了解有一位医生说过的话,他说他不能总是合理地考虑他所作的一切,并且我承认,他由此得出结论说,医学仍还陷在经验疗法的愚昧之中;但他由此出发来提高他的医学敏感或他的直觉,一直到他以后认为必须要达到的标准高度而无需别的证明,这是完全反科学的。

正如在生理学上一样,病理学和治疗学上存在的唯一的科学批判是实验批判,而这种批判我们正在实验本身或其他工作上应用,这种批判始终建立在事实的绝对的必然性上。正如我们已看到的那样,实验批判应该促使我们摒弃当作病理学和实验治疗学的基础的统计学。在病理学和治疗学上必须抛弃不确定的事实,即做得不成功的,或有时甚至是想象的观察,因为它们作为经常反对的意见无休止地被人提出,如同在生理学上一样,这是一些粗糙的事实,它们只有在存在的条件下、确定了的和准确限定了的情况下,才能纳入科学的推理。

但是,病理学和治疗学上的批判特点,就是首先要求观察或比较实验。事实上,一名医生如果他不通过比较实验消除可能成为某些错误原因的所有无关紧要的情况,而这些情况可能使他获得纯粹巧合的因果关系,他怎能判断病因的影响呢?特别是在治疗学上,有科学思想的医生总是激动不已地需要比较试验。如果人们事先不认识某种疾病自然进展和痊愈的话,就不能判断一种药对一种疾病进展和痊愈的影响。所以比奈尔在临床教学时谈过:今年我们观察病情,但不处置,明年我们将治疗。人们应该科学地接收比奈尔的思想,然而不要采纳他建议的这样长期的比较试验。事实上,疾病的严重性可能年年在变化。希唐汗关于他称为发生瘟疫条件的某种不确定或不认识的影响的观察,正好证明这一点。所以,为了有价值,比较实验要求在同一时间内和尽可能可比较的一些疾病上进行。虽然如此,这种比较还充满了巨大的困难,医生应设法减少困难,因为比较实验是实验的和科学的医学必不可少的条件,否则医生冒险行事,他会成为千奇百怪幻想的愚弄对象。一名试用一种疗法并且治愈了病人的医生,会让人相信,治愈是由

于他的疗法的结果。常常有一些医生自吹采用一种他们使用过的
药物,可治好所有病人。但是,首先必须要求他们回答,这是不是
他们已认为什么事都不用做了? 这就是说不去治疗别的病人? 因
为,否则就不一样,怎样知道是药因痊愈还是自然痊愈的呢? 加尔
就这个问题写了一本颇有点名气的书①,在治愈病人中如何得知
用药成分和自然痊愈的成分,他十分自然地得出结论说,这种成分
是很难估算的。如果我们不求助于比较试验,那就只能每天对某
种治疗的价值抱最大的幻想。这方面,我只想起关于治疗肺炎的
一个最新例子。事实上,比较实验已指出,采用公认的、十分有效
的放血办法治疗肺炎,只是治疗的一种幻想②。

　　由此,我得出的结论是,观察和比较实验是实验医学唯一的坚
固基础,生理学、病理学和治疗学应该遵守这一公用的批判规律。

---

　　① 加尔(Gall),"关于人们在健康和患病时对于艺术和自然方面的哲学",《医学
调查》,莱比锡,1800 年。

　　② 贝克拉德(Béclard),"关于 1862 年调解通报"《医学科学院论文集》,巴黎,
1863 年,第 26 卷,第 23 页)。

第四章　实验医学遇到的哲学阻碍

根据本书前言已说的一切，实验医学遇到的主要阻碍在于，它所研究的现象的巨大复杂性。我无须再谈这一点，因为已用各种形式详述过。但是，除了这些完全是物质上的，并且在某种程度上是客观的困难以外，对实验医学来讲，还存在一些方法缺陷，坏的思想习惯或某些错误观念等阻碍，关于这方面我们将说几句话。

第一节　论生理学在医学上的错误应用

我肯定没有首先建议将生理学应用于医学的奢望。很早以前就有人推荐过而且在这方面作过很多次的尝试。在法兰西学院教学和工作时，我只让人遵循一种思想，就是将已获得的思想成果应用到医学上去。今天，年青的医生比以往更加多地在这条路上前进，因为这条路理所应当地被认为是进步之路。然而，我对确实经常看见生理学在医学上的这种应用是很不理解的，因此这种应用不仅不能产生理应期待的全部好的结果，相反，它甚至是有害的，并为实验医学的诽谤者提供了一些论据。因此，这一题目应由我们中的许多人来解释；因为这里涉及一个重要的方法问题，而且这将是一次极为精确地确定我们称之为"实验医学"的真正观点的新机会。

实验医学就其目的来讲不同于"观察医学",正如观察科学一般来讲不同于实验科学一样。观察科学的目的在于发现自然现象的规律并预测规律;但是这门科学既不能按它的意愿改变,又不能主宰规律。这些科学的典型是天文学;我们能预测天文现象,但我们不能改变它。实验科学的目的在于发现自然现象的规律,不仅为了预测它们,而且为了任意调节它们和做它们的支配者,物理学和化学就是如此。

然而,在医生中间,有些人可以相信,医学应是一门观察的科学,即医学能预见疾病的进展和结局,但不会对疾病直接起作用。现在有一些人,我是其中的一个,曾想过医学可以是一门实验的科学。这就是说是一门能深入机体内部,并寻找改变和调节隐藏在活的机器(机体)内的活力到某一点的方法医学。医学观察者把有生命的机体看作是大千世界包含的小世界,看作是一种有生命的和瞬息即逝的行星,其运动受规律支配,只要简单的观察就能使我们发现并预见健康的或病态的生命现象的进展和发展,但是永远不应对它们的自然进程有任何改变。这一学说在希波克拉底医学学说中得到完美的体现。简单的医学观察,众所周知,排斥所有积极的医疗手术;正因如此,它以"观察疗法"而闻名,也就是说是一种只观察和预见疾病的进程,而对疾病的进展不起直接作用为目的的医学[①]。在这方面,要找到一个纯粹是希波克拉底派的医生

---

　　① "法兰西学院开设医学课程公开教材"(《科学课程评论》,1864 年 12 月 31 日)。

是很罕见的,并且也许容易证明,许多高唱希波克拉底学说的医生,当他们沉湎于最活跃的和最混乱的、凭经验来苦思冥想的歧途时,他们完全不参考他的教导。这不是说我指责这些治疗试验,在大部分时间它们只是一些"看一看"的实验,我只说这不再是希波克拉底学说,而是经验主义的了。有经验的医生由于或多或少地盲目行事,最终要对生命现象做实验,就这一题目来讲,他处在实验医学有经验的时期。

因此,实验医学是一种要求人们认识健康和病态机体的规律的医学,它不仅能预测现象,而且也能在某些程度上调节和改变现象。根据我们前面所述,人们不难看出,医学不可避免地趋向于成为实验性的学问。所有给病人有效的药物的医生,要合作建设实验医学。但是,为了使实验医生的这种活动摆脱经验主义,具有名副其实的科学,必须使这种活动建立在规律认识的基础上,但这些规律支配着机体内部的生命活动,不管它们是健康状态的,或是病理状态的。实验医学的科学基础是生理学;我们经常谈到它,必须强调它,因为除此之外,不可能有医学。说到底病人只知道某些新条件下的生理学现象,问题在于确定它们:有毒的和有药效的作用,正如我们所见,会导致我们组织内细胞性质的一些简单的生理改变。总之,为了认识和解释疾病的机制和有药物的或毒物的药剂作用,生理学应经常应用于医学。然而,正是在这种生理学的应用问题上,必须正确地给予定义。

在上面,我们已看到实验医学在什么方面与希波克拉底医学之说和经验主义不同;但是我们为此没有说,实验医学应该否认观察医学和凭经验用药;远非如此,实验医学作为医学观察和经验疗法都是必要的出发点。事实上，实验医学从不系统地排斥任何事实和任何普通的观察，它应全面进行实验考察，它寻求对观察医学和经验疗法已首先验证的事实进行科学的解释。所以，我可以把实验医学称之为科学医学的第二阶段，第一阶段是观察医学，第二阶段根据第一阶段得到充实，这完全是自然的。所以，成为实验医学的首要条件，就是首先要成为观察医生；要从对病人尽可能全面地进行纯粹的、直接的观察开始；随后分析每个症状、并寻求症状的解释和寻求可以了解病态与常态或生理状态之间的关系的生命规律，之后才达到实验科学。

但是，生物科学的现状，是没有一个人要求用生理学完整地解释病理学；必须要有这种要求的趋势，因为这是科学之路；但是必须警惕那种相信这个问题已解决了的幻想。因此，当前慎重而理智地要作的事，就是对某种疾病尽一切可能用生理学进行解释，同时留下尚不能解释的事物，以促进生物学的今后进步。这种不断的分析治疗只能在生理学的进步允许的范围内，才能在病理学现象的应用上前进。这种分析治疗，通过消灭的方式缓慢地隔离致病的基本细胞，最准确地抓住细胞特性，然后，可以最可靠地指导治疗效果。此外，由于这种分析治疗上的日益进展，人们总是使疾病保持它的性质和原貌。但是，如果不这样做，而利用病理学和生理学之间的某些可能的比较，想一下子解释全部疾病，那么就会看不见病人，并歪曲了病情，而且由于错误的应用生理学，就阻碍了实验医学，而不是促使它进步。

不幸的是，我不仅应该指责某些纯粹的生理学家，而且也要指责某些病理学家或职业医生将生理学错误地应用到病理学上去的作法。在各种最新的医学刊物中,我赞成,还要赞扬它们的生理学趋势,例如,我已看见,人们在陈述医疗观察以前,开始对实验生理学获得的有关众所心的疾病现象的一切情况进行过总结,然后,对病人进行观察。有时没有明确的科学目的,有时是为了指出生理学和病理学是协调的。但是,除了这种协调总是不容易达到以外,因为实验生理学时常提出一些还在研究的问题,我发现一种对医学来讲基本上是有害的、类似的处理方式:关于医学使比较复杂的科学即病理学从属于比较简单的科学即生理学。事实上,这与上面所说过并且应该作的相反:应该首先提出医学问题,正如观察疾病得出的那样,然后实验性地分析病理现象,并寻求得出生理学上的解释。但是,在这种分析时,医学观察永远不应丧失,也不可丢掉察看;医学观察仍是一切研究和所有解释的永恒的基础或共同阵地。

在我的著作中,我不能介绍我刚才说到的全部事情,因此我只好局限于提供我的研究最多的生理学的试验成果。我想我公布关于实验医学原理的这种简单的试验,对于科学医学是有用的。事实上,医学是如此地广泛,以至人们永远不能希望找到一个在医学各个部门同时耕耘并有医学成果的人。只是必须使每个医生在他埋头工作的部门里了解所有医学的科学联系,以便对他的研究得出一个全面有用的方向,从而避免科学上的混乱状态。如果说我在这里不研究临床医学,那么我就该略去它,而临床医学在实验医学中应占第一位。因此,如果我在构思一篇实验医学的论文的话,我要把对疾病的观察当作从事各种实验分析的不变基础。然后,我要一个症状一个症状地作解释,直到人们今天能从实验生理学中获取的智慧枯竭时为止,并由此造成一种浓缩的和简单化的医学观察。

前面谈到过,对疾病无须用实验生理学的方法,它只能解释人们能够解释的疾病。我不愿意人们误解我的思想;也不愿意人们相信我会承认在疾病中有一些东西永远不能用生理学解释。我的思想可能是完全相反的,因为我相信随着实验生理学的发展,我们都将用病理学来解释一切,但要一点一点来。毫无疑问,今天有一些病,如发疹病,我们对它们还不能作任何解释,因为,我们并不知道有关发疹病的生理现象。据此有些医生反对生理学的有用性,他们认为在医学上不可能给予考虑。这确实是一种支持经院派的推断方式,它证明使用这种方式的人没有科学发展的正确思想,而实验医学却具备这种思想。

总之,实验生理学正在发展实验医学的自然基础,它不会取消对病人的观察,也不会降低观察的重要性。此外,生理学知识不仅对解释病情是必须的,而且对于作良好的临床观察也是必需的。例如,我看见有些观察者把对由于神经损害有时引起的某些发热现象当作偶发症描述或感到惊奇:如果他们是生理学家,他们会知道对这些病态现象该作怎样的估价,因为这些现象实际上只能是一些生理现象。

第二节　科学上的无知和对医学思想的某些错觉是实验医学发展的一个障碍

我们刚才谈到,生理学知识是医学必需的科学基础,如果想要促进实验医学的发展,就必须耕耘和传播生理学。这与建立科学医学的唯一方式同样是很需要的,不幸我们离看到科学的思想在医生中普遍地占支配地位的时代还很遥远。然而,没有这种科学精神的习惯是一个巨大的障碍,因为缺少这种精神,人们便会相信医学的神秘力量而排斥生命现象中的因果决定论,并且容易承认生物现象是由有些人每时每刻乞求的神秘的活力在支配着。当医学上出现一种一无所知的或不能解释的现象时,不要说:我不知道,正如所有的学者应作的那样,医生们习惯说:这就是生命;毫无疑问这是用更糊涂来解释糊涂。因此,必须习惯于认识到,科学只是现象条件的必然性,要永远寻求完全消灭用生命来解释一切的生理现象,生命只不过意味着常说的无知一词罢了,而别无其他。并且,当我们说明"生命"现象时,这等于说,这是一种我们不知道近因或条件的现象。科学应该经常用最简单和最明白的方式解释一无所知的和最复杂的事物。然而,生命是最一无所知的事物,永远不能作任何解释。我坚持这种观点,因为我看见一些化学家自己有时乞求于生命来解释生物特有的某些理化现象。因此,啤酒酵母的酵素是一种有机的生命物质,它具有将糖分解成酒精、碳酸和一些其他产物的性能。我有时听说,分解糖的这种特性是由于酵母球状体固有的"生命"的缘故。这确是一种什么也不想说的生命的解释,而对啤酒酵母的分解效能则只字不解释。我们不知道这种分解特性的性质,但是它必定属于理化的范畴,而且同样完全确定了的是白色泡沫的特性,例如,它引起或多或少相似的一些分裂,但在这种情况下任何生命力不能产生这种分解。总之,有机物质的各种特性说到底就是一些已知的和已确定了的特性,当时称它们为理化特性,或者一些不知的和尚未确定的特性,当时我们叫它们为生命的特性。毫无疑问,生物具有一种在别处遇不到的特有的力,而这种力支配生物的机体,但是这种力的存在丝毫不能改变我们关注有机物质特性的概念,因为这种物质一经创造出来就具有固定的和确定的理化特性。因此,生命力是一种"有机的和有营养"的力,但是它无法确定生命物质特性的表现。总之,生理学家和医生应该研究如何将生命特性引进到理化特性中去,而不是相反。

用这种解释生命的习惯,会使人轻信,并有利于将错误的或荒谬的事实带入科学中去。因此,就在最近,有一位很受人尊敬,并且还令人看重的开业医生向我咨询一件他深信不疑的极妙的事情,他问我有什么意见。他说,观察是无懈可击的,因为他采取了一切必要的提防措施:有一位妇女,除了有些精神毛病外,她已有几年不吃也不喝,活得很健康。显然这位医生深信,生命力是万能的,他用不着寻求其它的解释,而且他相信她的情况可能是真的。然而,最起码的科学思想,最简单的生理学概念就能使他醒悟过来,只要向他指出,他提出的这种问题差不多就是说一支蜡烛会发光,而且好几年不点火仍发光。

生物现象由不确定的生命力所支配的信仰,经常也给实验提供错误的根据,而且以含糊的名词取代了精确的实验分析。我经常看到一些医生对某些问题作实验研究时,他们对待这些问题的出发点是某些器官的活力,某些个人的特异功能或某些药物的对抗性。然而,活力、特异功能和药物的对抗性只是一些含糊之词,问题首先在于使这些词具有特性,并赋予它们确切的意义。因此,在实验方法上有一条绝对的原则：要永远将一个准确的事实或一次正确的观察，而不是一个含糊之词作为实验或推理的出发点。正是由于没有遵守这一有分析性的告诫，医生和博物学家的讨论才没获结果，这是常有的事。总之，在对生物作实验时，正如对无机物一样，在开始对某一现象实验分析以前，要严格确实保证：这种现象是存在的，并且永远不要让我们被没有见过事实真相的花言巧语蒙住。

正如在别处我们已阐述的那样，怀疑是实验的基础，但是不应该将哲学上的怀疑和体系派的否定混为一谈。因为，这种否定，甚至怀疑到了科学的原理。只应怀疑某些理论，还应从怀疑理论一直到怀疑实验的必然性。有一些医生相信，科学精神不应限制怀疑。除了否认医学，却承认人们对积极的东西不能一无所知的这种医生外，还有另外一些用相反的方法否认医学的医生，他们承认需要学习医学，但不知道怎样学习，而且他们相信可以通过他们称之为"医学灵感"的天赋的科学方法来掌握医学。毫无疑问，我不否认它在医学上可能存在，正如存在于其它的实用科学中一样，人们称它为"灵感"或"有眼力"。事实上，众所周知，习惯可以产生对事物的某种感性认识，指导开业医生行医。尽管一开始，他总是不能正确地对待这些事物。但是，我指责的这一切，就是自愿地处在经验主义的这种状态中，并且不寻求从这种状况摆脱出来的人。通过留心观察和研究，人们总能了解他所做的一切事，随后能把他所知的一切告诉别人。况且我不否认，医学实践具有高深的要求，但是在这里我讲的是纯科学，并反对将医学灵感当作一种反科学的论据，因为这太容易了，会极大地损害科学。

另一个相当流传、甚至被一些有名望的开业医生传授开的错误意见是:坚持说医学注定不会成为一门科学,它只是一门艺术,所以医生不应是科学家,而是艺术家。我感到这种观念是错误的,而且对实验医学的发展还是主要的危害。首先,什么人是艺术家?艺术家是在艺术作品中实现他个人特有的思想或感情的人。因此,存在以下两件事:艺术家和他的作品;作品必定评价艺术家。但是医生艺术家是什么样的人呢?如果说存在一位根据他个人特有的思想或感情来治病的医生,那么评价这位医生艺术家的艺术作品表现在哪里呢?这就能治好病吗?除了单一品种的艺术作品外,这部作品对他来说永远将与自然激烈抗争。当一位伟大的画家或一位雕刻家创作了一幅美丽的图画或一尊卓越的雕像后,没有人会这样想:这尊雕像也许是从泥土里长出来的吧;或者这幅图画也许是自己绘成的吧。然而,人们却能完全相信:病能自己痊愈,而且证据比比皆是;没有艺术家干预的情况下,病能很好地自愈。那么,医术的标准或医学作品又将成了什么呢?显然标准将消失,因为人们不会凭一位医生说,他治好过多少位病人来判断他的功绩:首先,他应该科学地证明,这些病人是他治好的,而不是病人自愈的。我不再长时间地坚持这种站不住脚的医生的艺术要求。从推理来讲,医生只能是科学家,或至少是有经验的人。经验主义说到底是"经验"($\dot{\varepsilon}\mu\pi\varepsilon\iota\rho\iota\alpha$,经验),只是通过日常观察事实,从中自己产生实验方法(见第1篇第1章第2节)而取得的无意识的或没有推理的经验。但是正如我们在下个段落将见到的那样,经验主义取其真意,只是实验医学的第一步。有经验的医生应走向科学;因为在实践中,如果他经常根据无意识经验的直感作出决定的话,那么他至少总得按照建立在尽可能坚实的医学教育基础来指导自己。总之,不存在医生艺术家,因为他不能创作医学上的艺术品;自称医生艺术家的人会减缓医学科学的进步,因为他们提高医生的身价,却贬低了科学的重要性;他们因而阻碍了我们在现象的实验研究中通过灵感或纯洁的感情去寻求我们认为自身具有的一种支持和标准。但是,正如我刚才所述,医生自诩的这种治疗灵感,除了有利于无知的人和江湖医生、甚至有教育的人的个别偶然事实外,往往得不到其它的证明。因此,这与艺术家的灵感没有任何关系。艺术家应该在一件每人都能判断的作品中最终表现自己,并且完成作品总是要求他们进行深入的和准确的研究,时常要付出顽强的劳动。因此,我认为医生的灵感由于不依靠实验科学,只是一种挂着科学和人道之名的幻想,必须加以指责和排斥。

总之,实验医学是科学医学的同义词,只有将科学精神日益引导到医生中间才能形成。为达到此目的,要作的唯一的事情,在我看来是向青年人传授牢靠的实验生理学教育。这并不就意味着我想说,生理学是全部医学,我在别处解释过这个题目;但是,我想说实验生理学是医学的最科学的部分,并且青年医生通过这种学习将养成科学的习惯,以后他们将把这些习惯带进病理学和治疗学的研究中去。这里我所表示的希望差不多符合拉普拉斯的思想,有人曾问过他:既然医学不是一门科学,为什么他建议医生要进科学院。他回答:"这是为了使他们能与科学家相处。"

第三节　经验主义医学和实验医学不是毫不相容的；相反，它们应该是彼此不可分的

很久以来，人们说过，并且重复地说：最有学问的生理学医生是最坏的医生，并且当必须在病人床前动手术时，他们是最为难的人。这意味着生理学对医学实践有害吗？而且在这种情况下，我可能是处在一种完全错误的观念上了。为此，有必要仔细地考察一下这种已成为对很多开业医生特别喜爱的课题的意见，而我认为这种意见完全是错误的，而且对实验医学的发展总是极端地有害的。

首先，我认为医学实践是一件极为复杂的事情，因为其中介入了大量在社会范围和科学以外的问题。在兽医学本身实践中，常发生治疗学受一些利益问题或农业问题支配的事情。我记得参加过一个委员会，会上涉及一项检查，看看为了预防某些角兽类流行病的破坏而要做哪些事情。每个人都专心论到一些生理学和病理学的考虑，目的是为了对有病的动物采取合适的治疗。当一位开业兽医发言说：问题不在这里。他明确地证明，治好动物的一种疗法也许会损坏种田人的利益。他说有最好的做法，这就是屠宰有病的牲口，尽可能充分利用它们。在人类医学上，这样的考虑决不能沾边，因为保护人的生命应是医学的唯一目的。然而，医生在他进行治疗时，经常不得不考虑人们称之为精神对生理的影响，以及随之而来的一大堆家庭或社会地位的考虑，而这些考虑与科学是无关的。这使得一个成熟的开业医生不仅是一个在他的科学上

很有教养的人，而且还应是一个正直的、很有思想的、机灵和通情达理的人。开业医生的影响遍及社会各阶层，在很多情况下，医生是政府机关里一项大的事业的国家利益的委托者，他同时是家庭的知心人，医生手里经常攥着他们最珍贵的荣誉和利益。因此，熟练的开业医生会在人民中获得巨大的和合法的权力，因为除了科学以外，他们在社会上具有一种道德的作用。因此，凡是铭记医学尊严的人，都以希波克拉底为榜样，总是非常强调医生的道德素养。

这里，我既没有想谈论医生的社会和道德的影响的意图，也没有想揭示人们可能称之为实用医学神秘化的意图；我只想论述科学的一面。为了更好地判断它的影响，我把它分开来说。这是十分肯定的：我不想在这里研究这样的问题，即了解一个有教养的医生是否比一个无知的医生医治病人更好或更坏些。如果我这样提出问题，可能是很荒谬的；我理所当然地假设有两位医生：他们在治疗学方面使用的疗法上受过同样的教育，并且我只想研究一下，正如人们说的那样，是否"科学家医生"，即具有实验精神的人，治疗病人比满足于只根据传统来证明事实的"经验主义"医生确实差一些；或者比根据某一学说的原理来治病的医生确实差一些。

在医学上始终存在两种不同倾向，它们是由于事物本身的性质引起的。医学的第一种倾向来自人的善良情感，当人有病痛时，会向同一类的人求助，并通过一些药物或一种精神的或宗教的方式来减轻病痛。因此，医学从一开始就理应与宗教混合，同时拥有大量的、多少有点效力的药剂；由于偶然或需要而发现了这些药物，以后通过简单的传统方式或宗教的习俗传播开去。但是，在经过医学上第一次内心冲击之后，可以这样说，既然看见了有些病人无药自愈，必须对此进行考虑：人们不禁自问，给的药是否有用，而且药是否没有害处。这个第一次思考或第一次的医学推论，是对病人研究的结果，它使人认识到，在活的机体内有一种自发的治愈力，而且观察告诉人们，必须尊重这种能力，并且探索指导和帮助这种能力向好的趋势发展。这种对于经验疗法治愈作用的怀疑和为了治好病向活的机体规律求助是希波克拉底完成的科学医学的第一步。但是这种医学作为科学建立在观察上；作为治疗方法建立在观察疗法上，这种医学还让别的怀疑继续存在。在认识到由于采用了经验疗法，结果反而扰乱了本来是好的体质趋势时，这对病人可能是致命的；相反，人们应该自问，从另一方面来看，扰乱和改变本来是坏的体质趋势，这对病人来讲是不可能的，也是没有用的。因此，问题不仅是要做一位在病人体质趋势好的时候来指导和帮助体质的医生，而且在坏的体质趋势时，同样是一位与体质斗争的，并支配体质的医生。剧药、万灵药、巴拉赛尔斯金丹、特效药等等只是经验疗法的表示，是反对希波克拉底医学学说的，即反对观察疗法的反应。

实验医学，就其实验科学的本质来讲，没有体系，治疗或治病，它什么也不排斥；实验医学相信和承认一切，只要它建立在观察的基础上，并被实验所证明。有必要在这里提醒一下，我们称之为实验医学的东西丝毫不是一种新的医学理论，尽管我们已十分经常地重复说过这一点。这是属于全人类的医学、属于各个时代的医学，是一致公认的并且确实观察到的实验医学。实验科学医学在研究生命现象上尽可能走得远些，它不局限在对疾病的观察上，也不满足于观察疗法上,也不会停留在凭经验用药上;但它需要从实验上更多地来研究疾病的机制和药效,以便进行科学的考虑。在医学中特别需要引进现代科学实验方法的分析精神,但是这不妨碍实验医生首先应是一个好的观察者:他应该受过很深的临床教育、能准确地了解各种正常的、异常的或潜伏形态的疾病,他应该熟知各种病理研究方法,并且像人们所说的,应能可靠地诊断和善于预后;此外,他应是一位人们称之为熟练的治疗学家,并且知道关于药物在各种疾病中的作用的一切学过的,包括经验的、体系的种种试验。总之,实验医生将具备我们刚才列举的全部知识,正如一切受过教育的医生应作的那样,但是他与体系派的医生不同,表现在他不是根据任何一种体系来行医;他与希波克拉底派医生和经验主义医生的不同在于,他不以“观察”疾病和验证药物对机体的作用为目的,他想走得更远,并借助“实验”手段,深入到对生命的机制的解释中去。事实上,当希波克拉底派医生通过精确的观察能很好地了解一种疾病在它发展中的特征,并能认识和从一些准确的征兆上预见病情会好转或致死的不同结局,从而能够得出是否需要帮助体质,并将它引导向好的结局上来时,他就满足了;他相信,这正是医学应为自己确定的目标。当一位经验主义医生借助经验疗法知道,一定的药物能治好一定的疾病,并确切地了解了必须用药的剂量和必须用药的情况时,他就感到满足了,他也会相信医学的极限达到了。当实验医生首先承认和认识到上述概念的科学意义和实践意义,并且懂得没有这些概念,医学便不会存在的时候,他不相信医学作为一门科学应只停留在对现象的观察和经验治病的认识上,也不会满足于多少有点模糊的体系上。因此,希波克拉底派医生、经验主义医生和实验医生就其认识的性质来讲,没有任何区别;他们的区别仅仅在于自己的思想观点,观点使他们对医学前进的问题推动得远些,还是近些。希波克拉底医学学说派祈求的体质自愈的能力;经验主义医生想象的治疗能力或别的能力;在实验医生的眼前这些体现为简单的假设。对于实验医生来讲,必须借助实验深入研究生命机器的内部现象,同时确定其正常状态和病理状态的机制。必须研究正常现象的近因,它们应全部处在确定的有机条件下,并与体液或组织的某些特性有关。从经验上认识无机物本质的现象以及它们的作用是不够的;物理学家和化学家都想追溯到它们的存在条件,即它们的近因,以便能控制它们的表现。同样,对生理学家来讲,从经验上认识生命本质的正常现象和异常现象是不够的,而是要像物理学家和化学家一样,追溯这些现象的近因,即它们的生存条件。总之,正如对于经验主义医生一样,对于实验医生来讲,了解奎宁能治好发烧,这是不够的;对他特别重要的是要知道为什么发烧,并且要考虑奎宁能治好发烧的机制。这一切与实验医生有关,因为从一开始他就知道,用奎宁能治好发烧的事实,不再是一件经验的和孤立的事实,而是一件科学的事实。那么,这一件事实将与使它和其它现象有联系的一些条件有关,并且我们将由此被带进认识机体的规则和调节现象表现的可能性中去。特别使实验医生关心的,正是力求在与所有其他的实验科学相同的原理上来建立医学。现在,来看一看一个被这种科学精神鼓舞的人应怎样在病人床前行医。

　　希波克拉底派相信体质有自愈效力,相信药物也有一点疗效,因而冷静地关注疾病的进展。这个学派差不多停留在观察疗法上，并局限在用某些简单的治疗措施，使体质转向好的趋势。经验主义医生相信药效，并把药物作为改变病情和治好病的手段。因此他满足于从经验上来验证药效，而不从科学上探索认识药物的机制。他永远不会束手无策，当一种药物无效时，他会试用另一种药物。他总有一些药方或配方应付各种情况，为己效劳。因为正如人们所说，闷葫芦里百药俱备。经验主义医学肯定是各种医学中最大众化的。我们要替人民想想，由于某种补偿，体质除病痛外，还要忍受药物，而医学却是在收集各种病痛的药方时形成的。这些药方从治病技巧起源时就代代相传，留给我们。实验医生是希波克拉底医学学说派和经验主义医生的双重体现。他相信体质的力量，也相信药效；只是他想认识他所作的这一切。他不满足于观察或凭经验办事，他想从科学上实验，并且了解发病的生理机制和药物疗效的机制。由于这种思想倾向，如果实验医生是排它性的，他的处境便会与排它性少一些的经验主义医生一样为难，这是真实的情况。事实上，在科学的现阶段，人们对药效方面的了解是如此的少，以至为了成为有逻辑头脑的人，实验医生可能被迫一事无成，并经常在他的观察疗法中犹豫不决。正是在这个意义上，人们可以说，有学问的医生总是病人床前最感为难的医生。的确是真的，他确实是为难的：因为一方面，他确信人们能借助于有力的医疗手段行医；但是另一方面，他又因对这些疗效的机制一无所知而作难。因为实验科学的精神绝对厌恶做有效果的而又不求甚解的研究工作。

在经验主义医生和实验医生身上这两种思想的根本倾向表现得显然是够多的了。在实践中，应使这两种观点融为一体，并且应该消除它们之间表面上的矛盾。这里我说的这个意思,丝毫不是为了方便医学实践而采取的一种妥协或调和。我支持一种纯科学的见解,因为这是经验主义和建立在真正的实验方法上的实验的理性结合,我将很容易便证明这一点。事实上,我们已看见,在根据支配事实的规律来预见事实以前,必须通过经验或偶然性来观察事实;正如根据一种科学的理论作实验以前,必须凭经验来实验或观察一样。然而,经验主义从这个关系来看;正如已说过的那样,因为经验主义不是一种确定的状态;由此得出的模糊的和无意识的经验,人们可以称之为医学灵感,之后通过有意识的和推理的实验方法转化为科学的概念。因此,实验医生首先将成为有经验的人,但是这并不意味着他将停留在那里,他要力求穿过经验主义而摆脱它,并达到实验方法的第二阶段,即对现象规律的实验认识所产生的精确的和有意识的实验阶段。总之,必须接受经验疗法,但是想把它视为体系,则是反科学的一种倾向。至于体系派,或学说派的医生,都是一些不求助于实验,但凭经验的人,他们将纯假设或许多事实联系起来,这是经验主义凭理想的体系告诉他们的,然后,他们由此推理出一系列他们的医学行动的准则。

因此,我想一位实验医生在病人床前,只愿意使用他从生理作用上认识的药物,这样说,他也许处在一种过分的夸张之中,并歪曲了实验方法的真义。在认识事实以前,实验者首先应验证事实,并使它们摆脱掉各种可能沾染上的错误原因。因此,实验者的精神首先应该用在收集用经验得来的医学观察或治疗观察上。但是,他更应作的是:不要局限在医学提供给他的各种经验事实上,而要服从于实验的标准;他应该勇往直前。不要期待会有偶然或意外事件告诉他药效,他应在动物身上用经验进行实验,目的是为了取得一些在试验中能对他加以引导的东西,以后好在人身上做实验。

如前所述,因此我认为,真正的实验医生不应在病人床前比一位经验主义的医生更加为难。他将使用从经验疗法参考来的各种治疗手段;只是他不靠某种权威和相信迷信的方式来使用这些手段,而是用真正实验者适用的哲学怀疑态度来支配它们;他通过在动物身上和人的身上进行实验和比较观察来检验它们的作用,其目的是为了严格地确定在治愈疾病中体质和药物的影响成分。当实验向他表明了该药物不仅不能治好病,而且还对病人有害时,他只好克制自己,并像希波克拉底医学学说派一样仍继续处在观察疗法中。有一些开业的经验主义医生,甚至盲目相信他们的治疗措施的优越性,不可能了解我刚才谈到的对治疗实验的批评的真意。他们说,只能给病人相信的药,而且他们想,给病人服用病人怀疑的药,这就是缺少医德。我不接受这样既是肆无忌惮地欺骗别人,也是欺骗自己的推理。至于我,我想应该是首先自己要彻底弄明白了,才不至于延误他人。

因此,实验医生不应像某些人想象的那样,是一个简单的、袖手旁观的生理学家,在他看病以前,实验医学已科学地建成。完全相反,他不仅和经验主义医生一样应该使用各种从经验疗法认识到的药物,而且甚至应比他们更会用药,并且应根据我们上面已指出的规则,尽可能地试用一些新药。因此,实验医生将像经验主义医生一样,能用实用医学拥有的一切手段来救助病人;而且更要借助指导他的科学精神,为建立实验医学作出贡献,这应该是所有的医生最炽热的希望。为了医学的尊严,医生们希望看到医学从现状中摆脱出来。正如我们所说的那样,必须将经验疗法当作一种过渡的没完成的状态的医学来接受,但不要将它看作体系。正如我们已能说的那样,因此不应局限在医学院造就用经验医术治病的人,这会降低医学的尊严,并把医学贬低到一个行业的水平。首先,必须给青年人灌输科学精神,并给他们传授现代科学的概念和发展趋势。相反,如不这样做,会与我们要求一个医生应具有的大量知识不相称。唯一的目的是他能在医学上耕耘。我们对一个保健军官应具有的知识的要求要少得多,因为他只不过从事经验疗法的实践而已。

但是,人们可以反驳说:我谈得很多的实验医学是一种理论设想,目前还不说明任何实际意义,因为没有任何事实证明,在医学上人们能达到实验医学的科学精确性。我希望尽可能地不给读者的思想上留下任何怀疑,在我的思想上也不留下任何模棱两可的东西,所以我将就这个题目再说几句,并指出实验医学只是由科学精神指导的实用医学研究的自然发展。

我在上面说过,同情心和盲目的经验疗法是医学的最早动力,然后才出现思考,并带来怀疑,最后是科学的检验。医学上的这种进展在我们周围每天还在检验,因为每个人都和整个人类一样,在他所获得的知识中受到教育。

由于观察疗法给予体质趋势以帮助,所以它只能是一种不完全的治疗方法。因为我们常常也要对体质趋势采取相反的行动:例如,如果动脉已破,很明显,照顾体质就不行,因为它会使血流走,并导致死亡;如从相反意义上讲,应采取行动,制止出血,生命将会得救。同样,当一个病人正在发烧情况危险时,如果想治好病人,就必须采取和体质相反的行动,阻止发烧。因此,经验主义医生能救治一个观察疗法可能让他死亡的病人。同样,观察疗法也能治好一个经验主义医生可能害死的病人。所以经验疗法也是一种治疗上不够的方法,表现为它是不可靠的和经常有危险的。然而,实验医学只是通过推理和实验,来使丰富了的观察疗法和经验疗法结合起来的。但是,实验医学只能在它们之后出现,只有这时,医学才成为科学的了。事实上,我们将看到各种医学知识在它们的发展中都是相互取长补短,并且必然彼此依赖。

当一位医生被请到病人跟前,他应该连续地对疾病进行"诊断"、"预后"和"治疗"。诊断只能通过观察来确定;了解了病情的医生只是将这种病与他已观察过的、知道的和有记录的病状中的一种病联系起来。病情的进展和预后同样是由观察后得出;医生应该知道病的进展,病的持续时间和严重程度,以便预告它的进展和结局。这里统计学参与指导医生,因为统计学告诉死亡的比率。如果加上观察还会指出,某些征兆可使人认识好坏情况,那时预后就更可靠了。最后,进行治疗:如果医生是希波克拉底学派,那么他将局限于观察疗法上;如果是经验主义医生,他仍是根据观察开药,这种观察通过一些实验或其它方法了解到,这种药治这种病肯定有许多次是成功的;如果是体系派医生,他可能用活力论的或其它的解释来进行治疗,而这样的治疗结局不变。唯有统计学,还要引用这些情况,以便确立治疗的价值。

事实上,经验主义医学的状况是这样的:这种医学是一种"推测"的医学,因为它建立在统计学基础上,而统计学收集和比较了一些类似的情况或其外表特征多少有些相似的,但其近因却不能确定的情况。

这种"推测"的医学必须走在可靠的医学,即我把它称作实验医学的前面,因为实验医学是建立在疾病原因的实验必然性的基础上的。在等待时期,必须很好地心甘情愿地从事推测的医学或经验主义的医学,但是,我再重复说,尽管我确实经常说过,必须知道,医学不应停留在此,医学必定要成为实验的和科学的医学。毫无疑问,我们现在距离整个医学成为科学的时代还很遥远,但这不能阻碍我们设想实现它的可能性,也不能阻碍我们竭尽全力向它走去的脚步,因为,从今天起,我们就在探索医学中引进会指导我们走向目标的方法。

医学首先必定在最容易做实验的一些疾病中进行实验。我从这些病中选择一个病例,它将帮助我使人了解,我是怎样从经验主义的医学里没想变成科学的医学的。疥疮是一种病,其必然性今天已差不多科学地确立了,但以前对它总是没有认识。从前,人们只知道用经验疗法来认识疥疮并对它治疗。当时人们对疥疮的消退或脓肿可能作过一些假设,也对这种或那种药膏的治愈价值作过一些统计。今天,疥疮的病因从实验上已被人们认识和确定,变成了科学的,从而经验疗法就消失了。人们认识了杀疥虫药,并通过它来解释疥疮的传染,皮肤的变坏和治愈,只要适当地应用某些毒物,就可治死疥虫。今天对疥疮转移的问题,不要再作假设了,也不用再对它的治疗作统计了。当我们已达到认识了实验条件这个目的的时候①,我们毫无例外地总是可以把病治好。

---

① 哈台(Hardy),《医学院通报》,巴黎,1863,1864 年,第 29 卷,第 546 页。

所以当一种病在实验阶段出现的时候,医生成了它的主宰,如同一位物理学家或化学家是矿物性质的某种现象的主宰一样。自从实验医生从实验上认识了准确的必然性,即近因以来,他就不断地对疾病施加自己的影响。经验主义医生,甚至受过很高教育的医生,从来没有实验者的可靠性。经验主义治疗措施最明显的情况之一就是用奎宁治好发烧。但是这种治愈离治愈疥疮的把握甚远。病灶在机体外界环境中的病,如植物流行病和动物流行病是较容易从实验上进行研究和分析的,这些病很快就成为能够诊断、掌握必然性和科学地治疗的病。但是,以后,随着生理学的进展,人们能深入研究内部环境,即在血液里面发现造成病因的寄生性变坏或其它因素,从而确定物理—化学药效或特种药效能在体内环境里起作用,以改变病灶的病理机制,从而对整个机体引起反应。

在前面我已对我设想的实验医学的方法作了归纳。正如我确实经常重复说的那样,它除了是科学的医学的全部自然发展的结果外,别无它物。在这方面,医学不同于其它科学,因为医学在达到自己确定的实验阶段以前需要经过经验主义。在化学和物理学上,人们在有科学理论之前,从经验上已认识了采掘金属、制造大块的玻璃等等。

因此,经验主义也可作为科学在它们阴云密布时期的向导;但这只有在实验理论到来之时,物理学和化学才会像应用科学一样得到如此辉煌的发展。因此,必须避免使经验主义与应用科学相混淆,应用科学总把纯科学假设作为自己的出发点。毫无疑问,医学比物理学和化学经历经验主义时间更长和更困难;因为医学关心的有机现象要复杂得多,还因为医学实践要求:保留医学在人为的体系范围内的作用,并反对实验医学的降临。我在这里没对医学实践进行考察。我无须再谈我在别处已如此广泛地详述过的这方面的内容,即生物的自发性不反对应用实验方法和认识生命现象的简单和复杂的必然性,是科学的医学唯一的基础。

实验医生的目的在于发现和抓住一系列不明的和复杂的病态现象的最初的必然性,从而支配全部次要的现象:我们已看到,人们正是这样成为引起疥疮的疥虫的主宰,从而必然地掌握由此产生的一切现象的。在认识箭毒致毒的最初的必然性之后,人们才能圆满地解释这种毒害的全部次要的必然性,而为了治愈病人,最后总要追溯到现象的最初必然性。

因此,医学注定要逐渐摆脱经验主义,并且它和所有其它科学一样,是采用实验方法摆脱出来的。这种深刻的信念支持和指导我的科学生涯。我对医生们的意见充耳不闻,他们要求我们向他们解释麻疹和猩红热怎样实验,并且他们想由此得出反对在医学上使用实验方法的论据。这些气馁和消极的反对意见一般由体系思想或懒惰思想产生,它们宁可躺在他们的体系上蒙头睡觉,而不去劳动和尽力摆脱它们。物理学和化学只有通过实验方法在它们不同的分支中不断地弄清问题,而且今天它们还有一部分不知道,要借助实验方法来研究;尽管医学会遇到各种各样障碍,但它将走同一条道路,它将不可避免地要走下去。既然主张实验方法引入医学中去,因此我只力求将科学本能地和不知不觉地追随的精神引向一个目标,科学若能清楚地看见这个目标,它将更快、更可靠地达到目的。剩下的只是时间问题了。毫无疑问,我们将看不到科学医学这样繁荣昌盛的一天,但是,这正是人类的命运:那些辛勤地播种和耕耘科学园地的人,肯定不是收获的人。

总之,正如我们设想的那样,实验医学包含整个医学的问题,既有理论医学,也有实用医学。但是,在我谈到每个人应成为实验医生的同时,我不想规定,每个医生应耕耘实验医学的所有领域。总是需要有一些医生比较专门地从事生理学实验,另一些医生从事正常的或病理的解剖学研究,其他的医生从事外科或内科的实践等。这种分工对科学进步不是有害的,而是有益的。对科学本身来讲实用专业是一件最好的事,只要从事医学某项专业研究的人是受过教育的,以便大体上掌握实验医学并知道他们致力于这门专业在整体中应占什么地位就行了。这样,他们专业化以后,他们就将领导研究,以便为科学医学或实验医学的进步作出贡献。实用研究和理论研究为同一目的而努力,这就是我们对一门科学所能要求的一切,如同医学一样,在科学构成以前,它必须不停地活跃着。

实验医学或科学医学从各方面看趋向于以生理学作为建立的基础。无论在法国还是在外国,每天报道的工作方向都提供了这方面的明显证明。所以,我在我的著作中和我在法兰西学院的教学中,我都详述了所有能助长或有利于这种医学趋势的观念。我考虑到,这是我的职责,因为我既是学者,又是法兰西学院的医学教授。事实上,法兰西学院没有一个应从传统的方式上不断地论述医学各专业的医学系。法兰西学院就其教育的性质来讲,总该走在科学的前列,并应代表科学的进展和趋势。因此,我所担负的医学课应代表目前正走在蓬勃发展之路的医学科学的一部分。它正以其发展带动其它科学。关于法兰西学院医学课程应有的特征,很久以前我已作过解释,这里不再提这个问题①。我只想说,我承认,由于医学的复杂性所固有的一些困难,医学采取的这个实验方向将缓慢地建立起来,但必须认识到,这一方向今天已明确了。事实上,这决不是某个人为的体系短暂影响的事实,这是医学本身科学发展的结果。这些就是我在这方面的信念:我竭力想往在法兰西学院听我课的青年医生的思想里灌输进去。我尽力向他们指出,他们被招进来就要准备为促进科学的或实验的医学的壮大和发展而贡献自己的一份力量。由于这个原因,我请他们熟悉解剖学、生理学、病理学和治疗学上正在使用的现代研究方法,因为医学中的这些不同分支在理论上和实践上总应是不可分离地联系在一起的。我对那些将他们引向理论或纯科学道路的人讲,永远不要对保证健康和治愈疾病的医学问题视而不见。相反,我对那些从事行医职业的人讲,永远不要忘记如果理论用于阐明实践的话,那么实践也应该反过来有益于科学。医生确应具有这些观念,永不停息地关心科学的进步,同时应履行自己作为开业医生的职责。他要准确地、有区别地记下他眼前出现的有关情况,同时认识到科学能从中汲取的一切好处。实验科学的医学就将这样成为大家的事业,而每位医生,即使一位普通的乡村医生,都会为这一事业作出他的一份有用的贡献。

　　现在让我们回顾一下这一长段文字的主题,我的结论是:经验

---

① 克洛德·贝尔纳,《医学上应用的实验生理学讲义》。法兰西学院讲授用,第1讲,巴黎,1857年。《法兰西学院医学教程》,第1讲,巴黎,1855年。

主义的医学和实验医学不是不能并存的,相反,要密切结合起来,因为这两种医学都是建设实验医学所必须的。我想,这个结论已由上述的一切确立了。

第四节　实验医学既不适应任何医学学说,也不适应任何哲学体系

我们已说过[①],实验医学不是医学上的一个新体系,然而相反,它否定各种体系。事实上,实验医学来临的结果,将使各种个人观点从科学里消失,以便用一些非个人的和一般的理论来取代它们。这些理论正如在其它科学里一样,将只是一种由实验提供的事实进行有规律的推理的协调。

今天,科学医学一点还没有建立,但是,由于实验方法日益深入医学,逐渐成为一门精确的科学。医学正处在过渡时期。学说和人为的体系的时代已过去了,它们将日益被代表科学现状的一些理论所代替,从这个观点看,大家作出的努力已有了结果。虽然如此,不应认为理论永远是绝对真理,理论总要精益求精的,因而总是在变动的。所以,我要谨慎地说,正如人们通常所作的那样,不应将进步的和可改进的理论与已固定的、不能动摇的科学方法或科学原理混为一谈。然而,我们必须记住,在医学上和在其它实验科学里一样,永恒的科学原理就是现象的绝对必然性。我们已给现象的"近因或确定原因取名为必然性"。我们永远不会按自然

---

① 《科学课程评论》,1864 年 12 月 31 日。

现象的本质行事,但却要按它们的必然性行事。在这里,必然性理论不同于人在其中无能为力的宿命论。宿命论假设现象的必要表现独立于条件,而必然性则认为表现现象的必要条件不是强迫的,一旦现象的必然性的研究作为实验方法的基本原理被确定时,不再存在唯物主义,也不存在唯灵论,也不存在无机物,也不存在有机物,只有现象的条件必须确定,即与这些现象有关的起近因作用的各种情况。此外,不再有科学上已确定的任何东西,只有一些名词,它们无疑是需要的,但是它们能使我们产生幻想,而我们却不会时常提防它,我们思想经常会自投陷阱。

此外,实验医学正如所有的实验科学一样,不应超脱现象之外,它不需要与任何一个体系的名词结合;这门医学既不主张活力论,也不主张万物有灵论、有机论、固体病理学说、体液病理学说;它只不过是一门力求追溯健康状态下和疾病状况下的生命现象的近因的科学。事实上,它只对那些永远不会代表真理的这样、那样的体系犯难。

关于这方面,用几句话回忆一下实验方法的主要特点,并指出它服从的观念与体系派的和学说派的观念多么不同,这不是没有好处的。在实验方法上,我们历来决不做只为了"察看或证明",即为"检查和验证"的实验。实验方法作为一种科学方法,完全建立在一种"科学假设的实验验证"上。这种验证可能有时借助一种新的观察(观察科学)来获得,有时借助一种实验(实验科学)来获得。在实验方法上,"假设"是一种委托给实验的科学观念。科学发明在于创造一种成功的丰富的假设;它是由创造发明的学者的直感或本人的天才产生的。

当假设服从于实验方法时,假设成为一种理论;而如果它服从于唯一的逻辑时,它就成为一种体系。因此,"体系"是人们借助推理从逻辑上将事实加以归纳的假设,但不经过实验批判的验证。"理论"则是经过推理和实验批判的检验以后,验证过的假设。最好的理论是经过最大量的事实检验过的理论。但是一种理论要成为正确的理论,总应随着科学的进步而不断修改自己,并且不断地服从于新出现的事实的检验和批判。如果人们认为某种理论已完善了,并且如果人们停止了用日常的科学实验来检验它,它可能变成一种学说。因此,"学说"是一种人们把它视为不变的理论,并把它看作以后推断的出发点,而相信它今后不用再经受实验的检验了。

总之,医学上的体系和学说是转变为永恒原则的一些假设上的或理论上的观念。这种作法就其本质来说属于经院哲学,并且它与实验方法毫无相同之处。事实上,在这两种思想方法之间存在着矛盾。体系和学说靠证明和纯逻辑的推理来进行;实验方法总是靠怀疑和实验检验来进行。体系和学说是个别人的,它们想成为永恒的,想保留自己的个性。反之,实验方法是非个人的,它在汇集和贡献每个人的特性观念,使它们转向服务于借助实验标准建立起来的普遍真理方面,并摧毁个性。实验方法有一段漫长的和艰苦的经历,并且在这方面,它总是很少讨思想的喜爱。反之,体系是吸引人的,因为它们得出的只是符合逻辑规定的绝对科学。根本不去研究实验方法,并把实验方法看成一门简易的医学。因此,实验医学按其性质而言是一种反体系和反学说的医学,而且不愿与任何一种医学体系相结合。

　　我刚才所讲的这一点与医学体系有关，我也可以将它应用在哲学体系上。实验医学（由于其它原因，正如所有的实验科学一样）没有必要与任何一种哲学体系结合。生理学家的作用和所有科学家一样，是为真理本身而寻求真理，而不愿使真理受某种哲学体系的检验的。当某位科学家以某种哲学体系作为基础来进行科学研究时，他一定会在远离现实的领域里迷路，或者由体系给他的思想以一种骗人的信仰和一种与自由和灵活性不协调的顽固性，而自由和灵活性正是实验者在自己的研究中应该经常保持的。因此，必须谨慎地回避各种体系，并且我找到的理由是，体系决不在自然界，而只在人的思想里。实证论以科学之名，排斥哲学体系，犯了和哲学体系一样的要成为一种体系的错误。然而，为了发现真理，只要学者面对自然从事，并且按照实验医学之路走和借助日益完善的研究方法向自然问询就够了。我想，在这种情况下，最好的哲学体系在于不要体系。

　　因为，我是个实验者，我避免谈哲学体系，但我不会为此排斥这种并非无价值的、到处都有的"哲学思想"。由于它不属于任何体系，它不仅应该支配各种科学，而且也支配人类各种知识。这使得我在逃避哲学体系时，我又很爱哲学家，并且十分喜欢和他们交往。事实上，从科学的观点来看，哲学代表人类理性通向未知事物的永恒的灵感。从哲学家总是处在论战问题时起，他们就处在科学的最高范畴，即最高极限。由此，他们把科学思想和充满活力、高尚精神的运动沟通起来；他们加强思想是通过普遍的智力锻炼来发展的，同时，他们不停地用这种思想去解决重大问题；他们如此地保持着一种科学家身上永远不应熄灭的对未知事物的渴望和对研究的热情。

事实上,对知识的炽热渴求是吸引和支持研究人员努力上进的唯一动力,正是他真正掌握的和在他眼前总是放跑的这种知识,既成为他唯一的痛苦,又成为他唯一的幸福的知识。凡是不懂得无知识便痛苦的人,不会知道发现的欢乐,这肯定是人类思想能永远感觉到的最热烈的欢乐。但是,由于我们的本性反复无常,这种既寻求又渴望的欢乐,刚刚被我们找到,立刻就又消失得无影无踪了。这只是一点星火,它的微光使我们发现别的境界,我们未满足的好奇心以更高热情向它奔去。这使得在科学的本身里,已知的事物正失去它的吸引力,而未知的事物总是充满诱惑力。为此,成长起来的和真正变得高尚起来的有才智的人是那些永远不满足自己已完成的业绩,而总是更好地追求新业绩的人。我说这话时的感情,科学家和哲学家们是很理解的。正是这种感情使人告诉帕里爱斯脱莱①说:我们作出一个发现,同时却向我们指出这方面有许多其它的事情要做;也许帕斯卡尔②以反论的形式表达的正是这种情感,当时他说:"我们永远不寻求事物,但研究事物。"然而,使我们感兴趣的,正是真理本身,如果我们总是寻求它,这是因为至今我们已发现的真理不能使我们满意。否则我们在研究中的这项工作是无用的和没有目的的。伊索关于滚动的石头总是回到出发点的这一寓言就是向我们描绘了这项工作。这个比喻从科学上讲很不精确;科学家总是向上攀登以求真理的;如果说他永远找不

① 帕里爱斯脱莱(Priestley),《关于各种空气的研究》,引言,第 15 页。
② 帕斯卡尔(Pascal),《论清白的道德思想》,第 9~34 款。

到全部真理,他却会发现重要的局部真理,而这正是形成科学的普遍真理的部分真理。

因此,科学家不是为寻求欢乐而去寻求真理;他为掌握真理去寻求真理,并且他已掌握的真理是在现阶段科学本身所表示的限度内。但是科学家不应中途停步,他应永远向更高处攀登,力求完善;只要他看到将发现的某些事物,他应永远地去探索,如果没有由于无知识的刺激所产生的这种经常的激情,如果没有不断涌现的这种科学上的渴望,那就要有担心科学家在他获得的经验或知识范畴内自成体系的必要了。那时科学也许不再取得进步,而且由于对知识的漠不关心而停止不前,如同矿物饱和了,变成化学惰性体并结晶一样。因此,必须阻止思想由于过多地吸收某一种专门的科学知识而要求停顿,或会庸俗地爬行,以致看不见有待他去解决的问题。哲学在不停地解决层出无穷的、大量的、没解决的问题时,要鼓励和支持科学中的这种有益的运动。因为,这里我考虑的哲学是狭义的,属于哲学的只是不确定的事物,确定了的事物必然归入科学范畴内。因此,我不承认想要给科学划定界限的哲学,更不承认企图取消目前在科学范畴之外的哲学真理的科学。真正的科学什么也不取消,但是它总是寻求和冷静地注视它还不认识的事物。否认这些事物并不意味着取消了它们,这就和闭上双眼,就以为光明不存在了一样。这是鸵鸟的幻想,它以为将脑袋埋入沙里,危险就消除了。据我看来,真正的哲学思想是一种崇高的愿望里孕育着科学的思想,并会引导科学追求真理,尽管真理目前与科学无关,但是真理不应被取消,因为通过追求,十分强大的和十分高尚的哲学思想正向真理靠拢。现在,人类思想的这一愿望是否有个终了，它会找到极限吗？不知道，但是到目前为止，正如我上面所说，科学家除了不停地前进以外没有什么更好的事可作，因为他永远在前进。

在对人类认识的这种普遍的自由的前进中遇到的最大障碍之一，是将各种各样的认识带进一些体系中使它们具有各自特点的倾向。这决不是事物本身的一种结果，因为在自然界中一切都相互依存，对任何事物都不能孤立地和成体系地看待；但是，这是我们思想倾向的一种结果，这种思想既软弱又爱支配人，使我们能吸收某种个人体系中的其它知识。停留在某种体系内的科学，仍然会固定不变的，而且会孤立起来，因为体系由一种真正的科学里的包囊形成，而在某一个机体中包于囊内的所有部分停止参加该机体的整个生命活动。因此，体系倾向于奴役人类思想，并且依我看来，我们能从体系找到的唯一用途，就是激起要摧毁体系的斗争，鼓动和激发科学的生命力。事实上，必须竭力打碎哲学体系和科学体系的羁绊，正如人们打碎知识奴役的锁链一样。如果人们能够找到真理的话，那么真理就在所有的体系里，而实验者为了发现真理，就需要从各方面行动起来，不因某种体系的阻碍而停顿。因此，哲学和科学决不应该是成体系的；它们应该结合，而不要相互作对。它们的分离对人类认识的进步只能是有害的。哲学不断地力求攀登，使科学向事物的原因或事物的起源追溯。哲学向科学指出，在哲学之外还存在一些使人类烦恼，而且还没有解决的问题。科学和哲学的这种牢固的结合对双方都有利，它提高了一方，也包含另一方提高。但是，一旦打破使哲学和科学接合的联系；哲学便失去科学的支持或科学的平衡锤，就会堕入云雾中，举目不见、迷失道路；而科学由于失去方向和没有崇高愿望，便会陷入后退、停顿或冒险航行的境地。

然而，哲学不满足于这种亲如手足的联系，它想与科学合成一家，并在科学的产生和表现的方法上教条式地乱指挥它，那时这种协调就不再能存在下去了。事实上，企图从一门科学中吸收特殊的发现以利于某一种哲学体系，这可能是一种幻想。为了进行一些科学的观察，实验或发现，"哲学的"方法和手段是很模糊的，并且是无能为力的，为此只有用一些经常是很专门的科学方法和手段，而它们只能为从事于某一确定的科学的实验者、科学家或哲学家所认识。人类认识在其进展中彼此是如此地错综复杂、互相依赖，以至不可能使人相信，个人的影响就能足以促使人类的认识向前发展。所以，在认识伟人的权威时，我却想到他们对科学所起的特殊的或一般的影响，他们永远而且必定或多或少是对"他们的时代起作用者"。对哲学家来讲也是一样：他们只能遵循人类的思想前进，并且他们只有更广泛地开辟许多人也许还没有望见的各种进步之路，才会对人类思想的进步作出贡献。他们就是这样代表他们的时代的。因此，一位哲学家不应该这样认为：他创立的一种体系恰好与科学的进展符合，随后他就大叫这个时代的科学上的各种进步都是由于他的哲学体系的影响使然，其实这也只是因为他正好在科学走上可充分发挥的方向的时候来到而已。总之，如果科学家对哲学家有用，而哲学家对科学家也一样有用的话，那么科学家身上的自由和自主要更少些。至于我，我想如果没有哲学家，科学家照样能进行他们的发现、理论和科学研究。如果在这方面遇到一些不信宗教的人，也许容易向他们证明曼斯特尔所说的：

凡是在科学上作出发现最多的人,是最少知道培根的人[①],而学习过和受培根著作影响过的人,连同培根本人在内,在科学上却很少发现。正因如此,当实验者解决自然界问题时,科学的这些手段和方法只有在实验室内才能学到;正是在那里必须首先引导青年人:学识渊博和科学批判与年龄老少是两码事,只有当人们在真正的科学殿堂,即实验室内开始初步学会科学的时候,学识渊博和科学批判才能带来成果。对于实验者来讲,应根据不同的科学和实验者在其中应用推理手段的困难多少或复杂程度大小来改变推理的手段。科学家、甚至一门科学的专家只能在同类问题上起作用,因为博物学家的思想不是生物学家的思想,化学家的思想更不是物理学家的思想。有些哲学家,如培根或其他比较现代的哲学家,为了进行科学研究,曾想过要把一些准则纳入某一种普遍的体系之中,他们这种做法对只是远远窥测科学的门外汉来讲,可能是有吸引力的;但是类似的著作对成熟的科学家来讲,毫无用处,并且对于想从事科学耕耘的人来讲,会使他们错误地把事物看得简单而迷失科学道路;此外,大量模糊的或无用的清规戒律的精神负担也妨碍了他们进行科学研究,如果我们想深入研究科学,并成为一个真正的实验者,必须尽快忘记这些清规戒律。

　　我刚才说过,科学家和实验者只有在他想耕耘的科学的专门实验室内接受教育,并且有用的准则只有从某种确定的科学实验实践的细节中产生出来。在本书的导言里,我想提出一种在生理学和实验医学上尽可能精确的观念。但是,我确实没有奢望要人

---

①　梅斯特尔,《培根的哲学之研究》,第1卷,第81页。

相信我提出的是要实验者严格地和绝对地遵循的规则和准则。我只是想检验在生物实验科学中人们要解决的问题的性质，为了使每个人能很好地认识属于生物学范畴内的科学问题和理解要改进的今天科学拥有的方法。我引用了一些调查的例子，但是，我力求避免作某些多余的解释，或者订一条唯一的和绝对的规则，因为我想一位教师的作用应限于向学生清楚地指出科学提出的目的，并向他们指出为达到目的而要掌握的各种方法。但是，教师以后要让学生按自己的方式，并根据他向学生指明的要达到的目的的性质自由行动，除非他看见有迷失方向的学生需要他帮助。总之，我认为真正的方法是一种包含精神而不窒息精神的方法，方法面对精神却尽可能不管它，方法指导精神，而且完全尊重精神的最宝贵的品质：独创性和自发性。科学只有通过新的观念和思想的创造力或独创性才会前进。因此，在教育时，必须注意，知识应该武装人类的智慧，而不要使人负担过重；规则是用于支持精神上的弱点的，而不是用于使精神衰退或者使精神上的优点和长处窒息的。我在这里不作其它的发挥，我只限于防范生物学和实验医学过分夸大学识的渊博，也防范受体系派的渗透及受其支配，因为生物学和实验医学一旦受其支配，就将失去它们的丰富性和丧失精神上的独立和自由，而独立和自由永远是人类一切进步的主要条件。

图书在版编目(CIP)数据

实验医学研究导论/(法)克洛德·贝尔纳著;夏康农,
管光东译.—北京:商务印书馆,1991.5(2018.12 重印)
(汉译世界学术名著丛书)
ISBN 978 - 7 - 100 - 02179 - 1

Ⅰ.①实… Ⅱ.①克… ②夏… ③管… Ⅲ.①实验
医学—研究 Ⅳ.①R - 33

中国版本图书馆 CIP 数据核字(2018)第 193355 号

汉译世界学术名著丛书
实验医学研究导论
〔法〕克洛德·贝尔纳 著
夏康农 管光东 译
郭庆全 校

商 务 印 书 馆 出 版
(北京王府井大街 36 号 邮政编码 100710)
商 务 印 书 馆 发 行
北京市艺辉印刷有限公司印刷
ISBN 978 - 7 - 100 - 02179 - 1

1991 年 5 月第 1 版 开本 850×1168 1/32
2018 年 12 月北京第 3 次印刷 印张 8½
定价:25.00 元